从备孕开始提升
宝宝免疫力

北京大学免疫学教授 郭长占◎主编

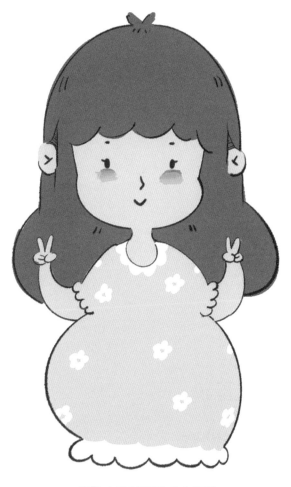

吉林科学技术出版社

图书在版编目（CIP）数据

从备孕开始提升宝宝免疫力 / 郭长占主编 . -- 长春：
吉林科学技术出版社，2023.7
ISBN 978-7-5744-0407-6

Ⅰ . ①从… Ⅱ . ①郭… Ⅲ . ①婴幼儿—免疫—基本知
识 Ⅳ . ① R720.3

中国国家版本馆 CIP 数据核字（2023）第098068号

从备孕开始提升宝宝免疫力
CONG BEIYUN KAISHI TISHENG BAOBAO MIANYILI

主　　编	郭长占
编　　委	王月丹 初　明 薛殷彤
出 版 人	宛　霞
策划编辑	朱　萌 丁　硕
责任编辑	金钟女
助理编辑	刘凌含
封面设计	宸唐工作室
制　　版	宸唐工作室
幅面尺寸	167 mm×235 mm
开　　本	16
页　　数	176
印　　张	11
字　　数	105 千字
印　　数	1-6000 册
版　　次	2023 年 7 月第 1 版
印　　次	2023 年 7 月第 1 次印刷

出　　版	吉林科学技术出版社
发　　行	吉林科学技术出版社
地　　址	长春市福祉大路 5788 号
邮　　编	130118

发行部电话 / 传真　0431-81629529　81629530　81629531
　　　　　　　　　　81629532　81629533　81629534
储运部电话　0431-86059116
编辑部电话　0431-81629518
印　　刷　吉林省吉广国际广告股份有限公司

书　　号　ISBN 978-7-5744-0407-6
定　　价　49.90 元

前言

　　免疫力是人体健康的保障，对于婴幼儿来说，免疫力还是健康生长、发育的保障。婴幼儿时期是人生的起步阶段，健康的生长、发育可以为其身体健康奠定坚实的基础。提升婴幼儿的免疫力从备孕阶段就应该注意了，准父母的身体状态直接影响着受孕、怀胎，胎儿的生长、发育也与孕妇的健康息息相关。所以，我们要充分认识到从备孕开始提升婴幼儿免疫力的重要性。为了让备孕夫妻了解免疫力与婴幼儿健康生长、发育的关系，本书就相关知识做了简明扼要的讲解，希望他们能够通过阅读本书，从中了解如何从备孕开始调理身体，并孕育一个健康的宝宝。

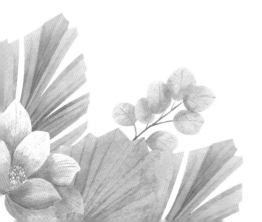

目录

第五章 接种疫苗，远离疾病 135

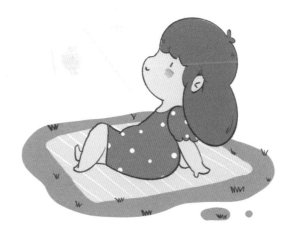

第一章

认识免疫力

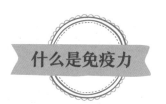

什么是免疫力

　　什么是免疫力呢？简单地说，免疫力就是人体免疫系统维护身体健康、使之免于生病的能力。过去是指对于传染病的免疫力。天花在人类历史上是一种危害严重的传染病，患病后死亡的人很多，但是，患者恢复健康后就再也不会得天花了，人们把这种现象就称之为获得了免疫力。后来，人类还发明了牛痘疫苗，接种牛痘疫苗后也可以获得对天花的免疫力。实际上，我们周围有很多可以引起传染病的病原体，人体通过与它们接触来获得免疫力，这种接触可能会导致人体被感染而患病，也可能造成慢性感染。最终康复还得靠人体的免疫力。

　　现在我们已知的病原体有细菌、病毒、真菌、寄生虫以及一些其他的致病微生物，这些病原体可以通过消化道、呼吸道及破损的皮肤等途径进入人体，引起感染。比如新冠病毒就是一种危险的病原体，这种病毒还有一个特点，就是容易发生变异而产生新的变种，发生免疫逃逸，因此，认识人体的免疫力是如何产生的及它如何发挥作用，可以更好地保护我们的健康。

随着医学科学的发展，现在人类已经认识到，像癌症这样的非传染性疾病，也和人体的免疫力有关。为什么有的人会患癌症，而有些人不会患癌症呢？经过研究发现，是免疫力出了问题。因此，现在说到免疫力，已经超出了对于传染病的免疫力，即包含了人体对于自身内环境稳定的维护能力，如清除衰老、坏死的细胞，消灭产生的恶性肿瘤细胞，我们称之为免疫自稳和免疫监视。另外，免疫系统自身的功能也需要处于平衡

状态，既不能过于低下，也不能过强以至于造成对自身的损伤，也就是说免疫系统要有自我调节能力。归纳起来，所谓免疫力，就是人体对于传染病的防御力、对于内环境稳定的维护能力以及免疫系统自身平衡的调节能力。

　　所以，想比较深入地认识免疫力是如何产生、如何发挥作用的，有很多相关知识需要学习。首先要认识的是人体内能够产生免疫力的组织、器官，以及免疫细胞、免疫分子有什么，也就是人体内的免疫系统。人体的基本结构是细胞，细胞构成组织，组织构成器官，器官构成一个完整的系统来发挥作用。就像食物的消化由消化系统来完成一样，免疫力也是由一个完整的免疫系统产生的。免疫系统的健康状况如何、功能如何，决定人体的免疫力如何。

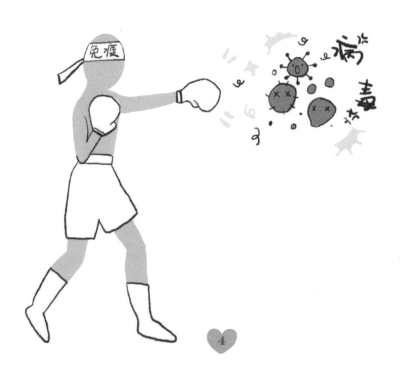

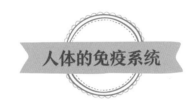

人体的免疫系统

　　人体的组织结构从解剖学来说是由几个大的系统组成的，比如大家比较熟悉的消化系统、呼吸系统、循环系统等，而人体的免疫系统由于组织结构上比较特殊，不像以上这些系统所有器官彼此相连、看起来"完整有序"，因此我们认识的较晚。而人体免疫系统的功能也比较复杂，涉及人体健康的方方面面。目前我们认识到的人体免疫系统的组成包括免疫器官和组织、免疫细胞和免疫分子。为了了解免疫力的产生、发挥作用的方式以及与人体健康的关系，我们有必要对人体的免疫系统组成有一个比较清楚的了解。

免疫器官和组织

　　妊娠第九周以后，胎儿的骨髓就开始造血了。随着年龄的增长，骨髓的功能会发生退化和老化，产生血细胞的能力也会下降，但骨髓的造血功能能够延续终生。有些对骨髓有损伤作用的因素会影响骨髓的造血功能，也就损伤了免疫功能，比如射线的照射、应用某些抗生素等。

中枢免疫器官

人体的中枢免疫器官是产生免疫细胞的器官，包括骨髓和胸腺。

骨髓

骨髓位于骨髓腔内，是人体内的造血组织，可产生免疫细胞，实际上血液中的单核细胞、粒细胞、淋巴细胞和红细胞都是免疫细胞，它们相互配合、协同合作，共同完成保护人体健康的使命。

胸腺

胸腺是免疫细胞（T淋巴细胞）发育的主要场所，T细胞的前体细胞，也就是幼稚细胞来自骨髓，它们在胸腺里发育成熟。T淋巴细胞是人体很重要的免疫细胞，它们在抗病毒感染、抗肿瘤方面发挥重要的作用。此外，胸腺还可以产生胸腺素等免疫调节激素，可以提高机体的免疫力。新生儿胸腺尚未发育成熟，重量只有10~15克，青春期达到30~40克，以后就开始退化、萎缩。老年人的胸腺绝大部分被脂肪组织替代，产生T淋巴细胞的能力逐步下降，但可以维持终生。精神压力、类固醇等会

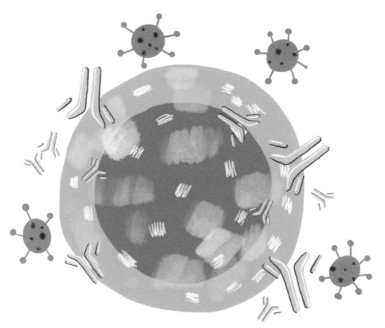

加速胸腺的萎缩，避免这些不利因素对胸腺的影响对于维持免疫力很重要。

胸腺的体积很小，位于心脏上方，人类对于胸腺的功能认识较晚，但是它的免疫功能却很重要，后面还要较详细地介绍。总之，中枢免疫器官是产生 T 淋巴细胞、B 淋巴细胞的场所。

外周免疫器官和组织

外周免疫器官和组织是 T 淋巴细胞、B 淋巴细胞发挥免疫功能的场所，主要包括脾脏、淋巴结、扁桃体，分布于消化道、呼吸道、泌尿生殖道的黏膜相关淋巴组织等。

脾脏

脾脏首先执行免疫功能，脾脏里有大量的免疫细胞。脾脏里的免疫细胞可以消灭、清除血液中的致病微生物、衰老死亡的细胞。脾脏中的免疫细胞可以产生抗体等免疫活性物质，从而发挥重要的体液功能。脾脏还具有过滤功能，可以过滤、清除血液中的异物。脾脏还是人体贮存血液的器官，当人体需要时可以向血液循环补充血液以增加人体的血容量和增强免疫功能，所以脾脏在血液中免疫细胞的数量调节方面发挥着重要作用。

淋巴结

淋巴结是人体内数量最多的淋巴器官，它们遍布全身，像颈部、腋窝、腹股沟、腹腔都有很多淋巴结，它们就像一个个过滤器，分布在人体的淋巴管道上。当细菌和病毒等病原体或

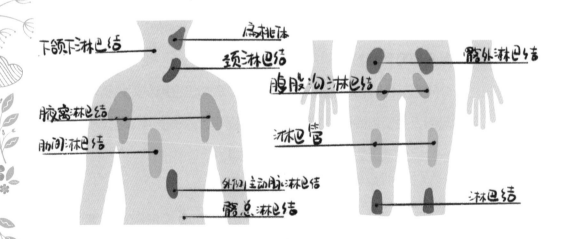

者病变的细胞进入淋巴管道，企图混入血液循环时，就会被淋巴管道上的淋巴结拦截。

淋巴结里有很多免疫细胞，像 T 淋巴细胞、B 淋巴细胞等，淋巴结是这些免疫细胞定居以及发生免疫反应的场所，是捍卫人体健康的堡垒。人体发生致病菌感染时，可以造成局部或者全身淋巴结肿大。癌细胞转移时也可以使其周围淋巴结肿大。

皮肤和黏膜

皮肤是人体最大的器官，也可以说是最大的免疫器官，具有非常重要的防御功能。分布于消化道、呼吸道、泌尿生殖道等黏膜下的散在淋巴组织组成的黏膜免疫系统，是机体重要的淋巴免疫系统，也是分布范围最广的免疫组织，还是维持机体黏膜局部免疫的重要结构。

人体的皮肤和黏膜构成的免疫屏障具有物理屏障、化学屏障和微生物屏障这三种功能。

皮肤和黏膜形成的物理屏障是发挥机械阻挡作用的"铜墙铁壁"。物理屏障是指人体的皮肤和黏膜表面的上皮细胞，就像砖石紧密结合在一起构成的墙壁，能够发挥机械性阻挡病原体和异物进入人体的作用。在皮肤破损或者不健康时，多种病原体可以经皮肤伤口入侵人体。

皮肤和黏膜分泌的化学物质是良好的清洁剂和消毒剂，可以阻止有害病原体在皮肤和黏膜表面附着，还可以杀死细菌等

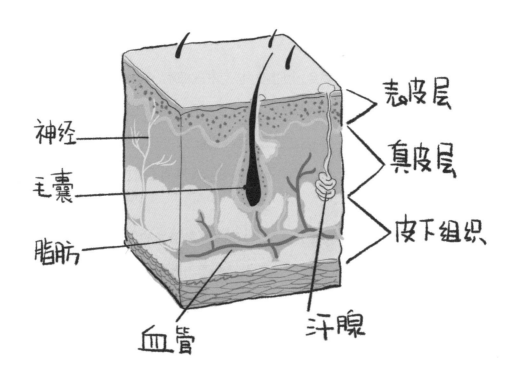

神经
毛囊
脂肪
血管
表皮层
真皮层
皮下组织
汗腺

病原体,从而阻止这些病原体的入侵,构成人体表面的化学屏障。
这些化学物质主要包括：皮肤汗腺和皮脂腺分泌的皮脂及有机
酸类物质、唾液腺分泌的消化酶和溶菌酶、泪腺分泌的溶菌酶、
胃分泌的盐酸和蛋白酶以及肠道中的各种消化酶等。特别是在
各种黏膜表面还有黏膜下淋巴组织中浆细胞产生的抗体分子，
更是发挥局部免疫作用的重要蛋白质分子，它们共同构成了一
道化学屏障，阻挡病原体的入侵。

　　皮肤、黏膜表面的正常菌群，是维护人类健康的生物

屏障。在人体体表以及呼吸道、消化道中还有很多微生物，这些微生物也被称为正常菌群，是与人体共生的微生态系统。它们数量众多，不仅能够通过物理占位效应，不给病原体附着的空间，还能通过营养竞争和分泌抗菌肽等方式，杀死前来"捣乱"的有害病原体。这种微生物屏障的作用越来越受到重视。

免疫细胞

免疫系统的第二个组成部分就是免疫细胞，免疫细胞是免疫功能的主要执行者，是机体免疫力的体现者。血液里的细胞都是免疫细胞，根据执行免疫功能的方式不同，免疫细胞可以分为非特异性免疫细胞（固有免疫细胞）和特异性免疫细胞（适应性免疫应答细胞）两大类。

大小通吃的"清道夫"——固有免疫细胞

固有免疫细胞也称为非特异性免疫细胞，发挥作用的方式主要有吞噬作用和非吞噬作用两种。血液里的粒细胞包括中性粒细胞、嗜酸性粒细胞、嗜碱性粒细胞，以及单核细胞，组织中的巨噬细胞是由血液中的单核细胞转化而来的。这些细胞可以吞噬细菌等异物，然后通过其强大的溶酶体系统，将细菌等异物消化并清除。

中性粒细胞正常情况下存在于血液中，人体局部组织有创伤、感染时会从血液中到感染的局部去消灭病原体。嗜碱性粒

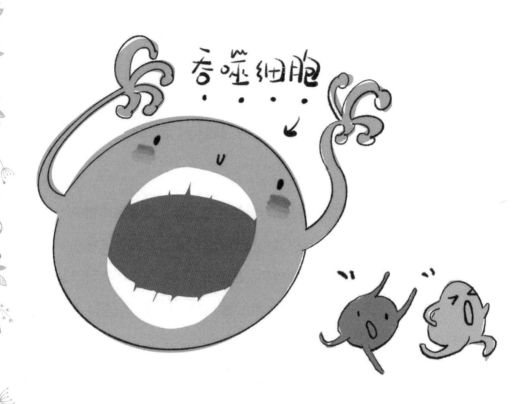

细胞和嗜酸性粒细胞的作用主要是消灭感染的寄生虫，因为寄生虫不像细菌那样是单细胞生物，它们多数是多细胞生物，所以粒细胞不能将它们吞噬掉，而是释放一些酶类物质来破坏寄生虫的外表结构使其死亡。粒细胞的寿命一般为1~3天，因此需要不断更新。

　　人体还有自然杀伤细胞（NK细胞）等非特异性免疫细胞，它们虽然不能通过吞噬来消灭和清除异物，但是可以非特异性地识别出被病毒感染的细胞或者发生突变的恶性肿瘤细胞，通过细胞接触诱导这些病变的细胞发生凋亡（一种程序化的细胞死亡），或者释放颗粒酶和穿孔素杀伤靶细胞，最终将这些病变的细胞从体内清除，是机体抗病毒感染和抗肿瘤作用的重要组成部分。

总之，固有免疫细胞对病原体进行消灭时是广泛的，其能力是与生俱来的。

专业的"杀手"——特异性免疫细胞

淋巴细胞属于特异性免疫细胞，也称为适应性免疫应答细胞，主要包括 T 淋巴细胞和 B 淋巴细胞两大类。特异性免疫细胞消灭入侵人体的病原体时是有针对性的。这些细胞发挥作用需要病原体的抗原进行诱导，经过诱导的淋巴细胞只针对该种病原体发挥作用，也就是所谓的有"特异性"。

其中，细胞毒性 T 淋巴细胞可以特异性识别被病毒感染的细胞或者突变的恶性肿瘤细胞，通过与 NK 细胞相似的接触性诱导凋亡或者通过分泌穿孔素和颗粒酶的方式杀伤靶细胞，是维持机体特异性抗病毒感染和抗肿瘤作用的免疫细胞。

B 淋巴细胞是在骨髓产生、发育、分化和成熟的特异性免疫细胞。在骨髓中发育成熟后，B 淋巴细胞输出到外周组织、血液和淋巴组织中，当它们遇到细菌等异物性抗原时，就可以增殖、活化并分化成产生抗体的浆细胞。浆细胞产生和分泌的抗体可以特异性地结合病原体并予以消灭，如病毒、细菌、真菌和寄生虫等病原体和异物，也可以说是"精准打击"。

我们通常说的免疫力，更多的是指这种精准打击的能力。这种精准打击的能力常常要通过免疫细胞产生的免疫分子来实现。

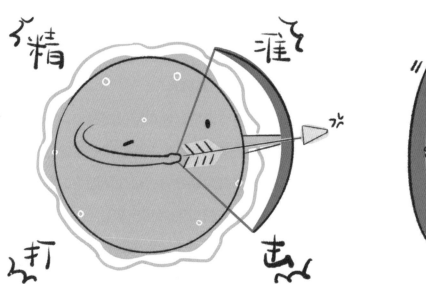
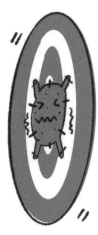

免疫分子主要是免疫细胞在发挥作用时产生的，免疫细胞在消灭病原体时除了可以直接吞噬、清除病原体外，还可以产生一些蛋白类分子发挥作用，主要有抗体、细胞因子和补体等免疫分子。

抗体

抗体是 B 淋巴细胞在病原体的抗原刺激下转化为浆细胞后产生的，是人体最重要的免疫分子，可以结合并清除病原体。通常情况下，可以用血液中抗体水平来评价免疫力高低，疫苗接种后的效果如何也常常用所产生的抗体水平来评价。由于病原体的结构、感染方式不同，抗体可以分为五类，即 IgG、IgM、IgA、IgD、IgE。这些抗体除了可以在血液循环中捕捉病原体外，还可以在呼吸道、消化道黏膜表面捕捉病原体，它们的分工各有不同。抗体产生后在血液中的存在时间有长有短，IgM 抗体主要在感染的急性期产生，在血液中存在时间比较短，一般在三个月左右。IgG 抗体产生得比较晚，但是在血液中存在的时间比较长。无论哪种抗体，随着时间的延长都会逐渐减少。人体免疫系统有一个长处是产生抗体的能力可以形成记忆，当再次遇到同样的病原体时，免疫细胞可以迅速做出反应，产生大量抗体以对抗病原体的感染。

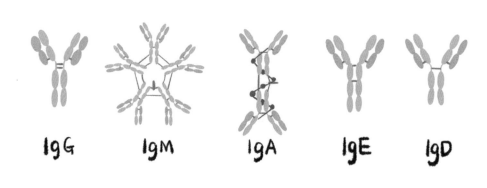

IgG   IgM   IgA   IgE   IgD

细胞因子

　　细胞因子是人体免疫细胞产生的小分子的蛋白或者是肽类，这些分子多种多样，发挥的作用也比抗体复杂。有些细胞因子负责信号传递，指挥人体免疫力正常发挥作用。因为人体免疫系统中含有多种免疫细胞，这些免疫细胞在发挥免疫力时是需要相互协调的，细胞因子就是协调的信号系统，是指挥免疫系统协调工作必须的条件，就像高铁和飞机的指挥系统需要精确的信号才能保证交通的正常运行一样。人体每天都要面临各种病原体及其他毒素的侵袭，还要处理体内潜在的恶性的突变细胞，这就需要免疫系统发挥复杂而又精准的免疫力。细胞因子的作用发挥得好，人体的免疫应答才能调节得好，从而维持人体保持正常的免疫力。

免疫细胞如果工作时协调不好，一方面免疫应答反应可能会过于强烈，导致机体产生全身炎症反应，甚至引发心、肝、肺、脑、肾等器官功能衰竭，造成患者死亡，这就是所谓的"细胞因子风暴"，这是新型冠状病毒感染中出现重症的主要原因之一。另一方面，免疫细胞的功能协调不好，也可能误将自身的组织当成敌人来进行攻击，产生自身组织、器官的损伤，也就是造成"自身免疫性疾病"。自身免疫性疾病在妇女和儿童中都是比较常见的疾病，后面我们会专门进行讲述。

其他免疫成分

在人体中还有很多其他的免疫成分，如补体、溶菌酶、塔夫素、母乳中含量丰富的乳铁蛋白分子等，它们可以发挥抗细菌、抗病毒、抗真菌、抗肿瘤的作用。由于其发挥作用的方式是非特异性的——不是特定针对哪一种病原体的，因此，其功能对

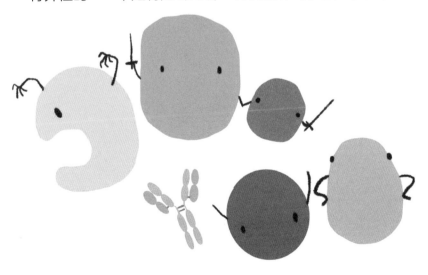

于婴幼儿是非常重要的。

这些免疫成分虽然发挥作用的方式不同，但其工作的目标只有一个，那就是识别人体自身和外来的物质，对自身的物质产生耐受，对外来的物质进行排斥，从而保持人体内环境的稳定，保障生理活动正常有序地运行。

由此可见，免疫系统是一个结构复杂、功能多样、保障人体健康的维护系统。

人体免疫力发挥作用的方式

　　我们可以把人体免疫力发挥作用的方式归纳为免疫屏障、免疫应答和免疫调节三种。人体的免疫力其实就是人体抵御和清除异物，保障机体内环境稳定和使生理活动在体内正常进行的能力。为了达到这个目的，机体的免疫系统需要协调一致地进行工作。为了更好地认识免疫力的本质，我们来详细地说说什么是免疫屏障、免疫应答和免疫调节。

免疫屏障

　　免疫屏障，顾名思义就是一道保护人体、防止病原体侵入的屏障。免疫屏障是由人体最外面的皮肤和黏膜所形成的体表屏障，还有阻止病原体等有害物质进入脑组织及脑室的血脑屏

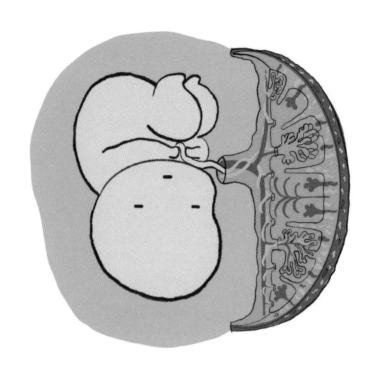

障以及防止母体内的病原体和有害物质进入胎儿体内的血胎屏
障。这些屏障是阻挡病原体入侵的第一道防线。

皮肤和黏膜筑成了人体表面的坚固"长城"，体表免疫屏
障不仅如万里长城一样可以阻挡病原体的入侵，还把体内环境
与外界的自然环境分隔开，具有保存体内水分和营养物质不会
丢失的功能。此外，还可以保持人体内环境的温度、湿度和体
液酸碱度平衡，维持人体进行正常的生理活动和新陈代谢。

人体的免疫屏障是集物理、化学和微生物防御三位一体
的"防线"。

健康的皮肤和黏膜除了构成人体抵抗病原体入侵的物理屏
障，还包括产生的化学物质，进而杀死细菌等病原体，阻止病

原体感染的化学屏障。在人体体表和消化道、呼吸道中还有很多有益微生物，这些微生物也被称为"正常菌群"，它们能够通过物理占位、营养竞争和分泌抗菌肽等方式，阻挡病原体的入侵，形成体表的微生物屏障。

因此可以说，皮肤和黏膜是发挥机械阻挡作用的"铜墙铁壁"。

物理屏障

物理屏障是指我们的皮肤和黏膜表面的上皮细胞紧密结合在一起，就像砖石构成的墙壁，能够发挥机械性阻挡病原体和异物进入人体的作用。物理屏障也能够保持人体内部的营养和热量不会散失到外界环境中。如果这个屏障被打破，如外伤、手术、注射等都可能会给病原体侵入人体提供机会。所以伤口要进行消毒处理，手术、注射时皮肤要进行消毒。物理屏障可以有效地阻止某些病原体的感染，如乙型肝炎病毒、艾滋病病毒等。

化学屏障

化学屏障是指人体体表分泌的化学物质可以发挥清洁和消毒的作用，为了阻止有害病原体在皮肤和黏膜表面的附着，人体的皮肤、黏膜可以分泌很多化学物质，杀死细菌等病原体，从而阻止这些病原体的入侵。这些化学物质主要包括：皮肤汗腺和皮脂腺分泌的皮脂及有机酸类物质，唾液腺分泌的消化酶和溶菌酶，泪腺分泌的溶菌酶，胃分泌的盐酸和蛋白酶以及肠

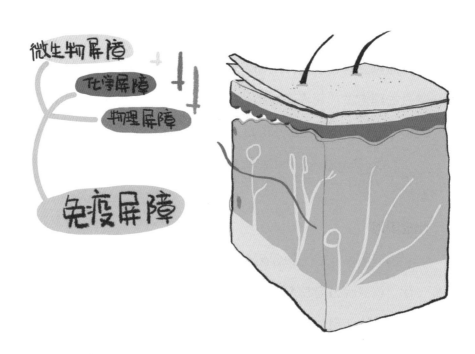

微生物屏障 + 化学屏障 + 物理屏障 = 免疫屏障

道中的各种消化酶等。特别是在各种黏膜表面还有黏膜下淋巴组织中浆细胞产生的抗体，它们共同构成了一道化学防御系统，能够阻挡病原体入侵。

微生物屏障

微生物屏障说的是人体的正常菌群，它是人体健康的好伙伴，在人体体表上有很多种数量庞大的微生物，这些微生物也被称为正常菌群，构成维护人体健康的微生态系统。由于正常菌群成员数量众多，不仅能够通过物理占位，不给病原微生物附着的空间，还能通过营养竞争和分泌抗菌肽等方式，阻止病原体的繁殖并杀死前来"捣乱"的病原体。

皮肤就是保护人体健康的"无敌战甲"

皮肤是人体最大的器官,它并不属于解剖学上的呼吸、消化、运动、神经、泌尿、生殖、血液循环和内分泌这八大系统,而是一个专门的免疫器官,皮肤的结构分为三层,即表皮、真皮和皮下组织,构成皮肤的除了皮肤细胞外,在真皮及皮下组织中还有很多免疫细胞,这些免疫细胞相互配合,可以阻挡、杀死侵入皮肤的致病微生物。

免疫力的衰老真的可以看得到

很多人说,评价机体免疫力是很难的。其实并不难!就像我们可以通过看一个人的外表来判断其年龄一样,我们也可以通过看皮肤的衰老情况来判断一个人的免疫力正常与否。

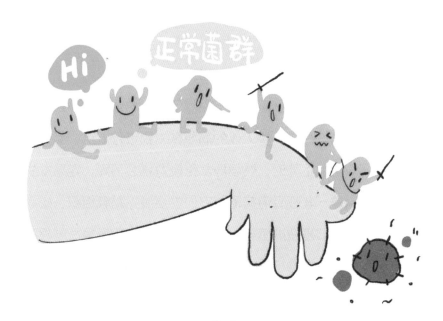

当人体免疫力下降时，首先就会出现皮肤屏障结构破坏和功能异常的现象。当机体的营养状态不佳时或者随着年龄的增加，皮肤内部的物理结构会发生异常，细胞和细胞外基质（例如胶原蛋白）不能进行正常的新陈代谢，皮肤就会变薄，失去弹性，皱纹增加，失去光泽。皮肤中的巨噬细胞能够摄取皮肤组织中的有色异物，保持皮肤的白皙，当其功能异常时，皮肤中的色素会增加，导致皮肤发黄变暗、变黑，甚至还会在局部形成色斑，也就是出现老年斑。毛发和皮脂腺等结构是皮肤重要的附属物，当皮肤营养状态不佳时，会因缺乏营养而导致脱发和失去嫩滑的感觉。此外，皮肤免疫力下降后，还会导致体表正常菌群失调，致使有害菌繁殖，引起皮肤发炎，出现红疹、皮炎和湿疹等皮肤病变，进一步破坏皮肤的屏障作用，造成恶性循环。

黏膜是保护人体内表面的免疫屏障

人体的呼吸道、消化道和泌尿生殖道没有被皮肤覆盖，但其表面有黏膜形成的屏障，由于黏膜下层有丰富的免疫细胞，可以对试图通过黏膜入侵人体的病原微生物进行抵抗，当黏膜的免疫屏障功能下降时，黏膜局部免疫力就会下降，容易发生感染。特别是一些呼吸道病毒，它们主要侵犯黏膜组织，或者是在黏膜局部繁殖造成感染，比如流感病毒，或者是通过呼吸道黏膜入侵造成全身感染，比如新冠病毒。因此，黏膜的屏障

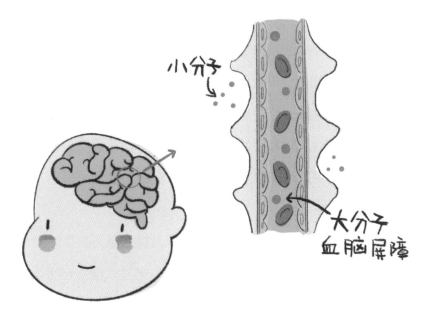

小分子

大分子

血脑屏障

作用是人体免疫力的重要保障。

人体内部的免疫屏障能够让大脑和胎儿得到更好的保护。

为了保护中枢神经系统这个重要的器官，在人体的内部还有血脑屏障。这个体内屏障一般都是物理屏障，通过机械的阻挡作用，保证中枢神经系统这个重要的器官与人体的血液循环处于相对的隔离状态，使其不容易被病原体或异物伤害，从而得到更好的保护，获得更加稳定的工作环境，以维持其正常的生理功能。在胎盘与胎儿之间还有胎盘屏障，可以使胎儿免受母体血液中有害微生物的感染，以保证胎儿健康的生长、发育。

除了中枢神经系统以外，人体内部还有一些免疫力无法到达的"隐秘的角落"。除了血脑屏障外，在人体内部还有一些免疫屏障，例如眼内晶状体的保护屏障和血睾屏障等，发挥着阻挡病原体和生物大分子进入的作用，保证这些部位尽量少发生或者不发生感染及炎症，维持其内环境更加稳定，这对于保持正常视力和产生健康精子等生理功能都是非常重要的。一旦这些屏障被外伤等原因打破，相应器官就会受到伤害。

孕期胎儿为什么不会被母体的免疫系统排斥

胎盘屏障是孕期保护胎儿健康生长、发育最重要的体内免疫屏障。由于胎儿对于母体来说，基因有一半是来自父亲的，相当于一个半异体的移植物，如果任由胎儿和母体之间的组织抗原随意交换，胎儿的组织抗原就会激发母体的免疫系统产生抵抗胎儿的免疫应答。这些免疫应答可以杀伤胎儿的组织细胞，导致对胎儿的排斥，造成流产。因此，在母体和胎儿之间就形成了一个母体血液－胎儿组织屏障，其屏障的主要组成部分就是胎盘，称为胎盘屏障。

胎盘屏障一方面允许母体血液中的营养物质和氧气进入胎儿的血循环，使胎儿能够正常地生长发育，同时还可以阻止母体血液中的病原体和有害物质入侵胎儿，保护胎儿不受病原体的感染以及有害物质的伤害；另一方面能够阻挡并减少胎儿的组织抗原进入母体血液，配合母体孕期的其他免疫耐受机制，避免激发母体对胎儿的免疫排斥，维护母体对胎儿的耐受状态。

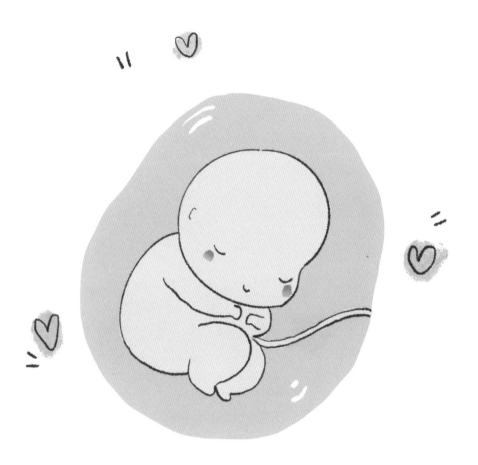

然而，在妊娠的前三个月内，胎盘屏障的结构还未发育完善，如果此时感染风疹病毒、巨细胞病毒等病原体，会导致胎儿感染而出现发育畸形或者流产，因此孕早期应该注意预防病毒等病原体的感染。一般来说，由感染造成的胎儿先天性畸形容易发生在怀孕的前三个月。这一阶段母体的免疫力对于胎儿的正常生长、发育是十分重要的，孕妇要特别注意。到怀孕后期随着胎盘屏障的完善，胎儿抵抗外界病原体感染的能力会相对加强。

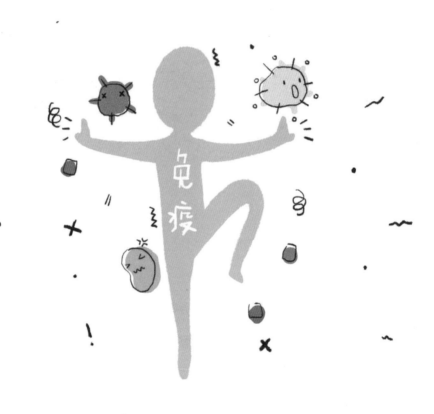

免疫系统发挥作用是以免疫应答的形式对入侵人体的病原体或者异物进行灭杀和清除的，这种作用也被称为免疫应答。免疫应答是人体的核心免疫力。当人体免疫力正常时，就能够对入侵的病原体产生迅速且有效的免疫应答，将其从体内迅速清除而避免人体发生感染。

人体的免疫应答发挥作用的方式很复杂，主要包括非特异性免疫应答和特异性免疫应答两个方面。

非特异性免疫应答

非特异性免疫应答是主要由吞噬细胞等非特异性免疫细胞和补体、溶菌酶等非特异性免疫分子执行的免疫功能。非特异性免疫应答是人体生来就有的免疫力，能够非特异性地识别出非人体细胞成分，即刻就发挥吞噬及杀伤病原体的作用，而且这种作用不对病原体进行区分，一律予以排斥。这种识别的能力主要是非特异性免疫细胞和免疫分子能够识别出细菌等病原体具有的不同于人体细胞的结构（病原相关分子模式），从而直接将细菌从人体中识别出来进行清除，是没有抗原特异性的。因为非特异性免疫细胞和免疫分子都是人体常规存储的免疫活性成分，不需要扩增就可以发挥作用，所以非特异性免疫应答发挥功能的速度特别快。另外，这种非特异性免疫应答还可以对下面要说的特异性免疫应答起到启动与促进作用。

特异性免疫应答

　　特异性免疫应答的特点是精准和有记忆性，特异性免疫应答主要由抗体分子和特异性致敏的淋巴细胞（主要是 T 淋巴细胞）来执行，具有抗原特异性，也就是不同的病原体因为具有不同结构的抗原而激发不同的免疫细胞群体。当比较多的病原体进入人体以后，仅仅靠非特异性免疫应答不足以完全清除这些病原体。这个时候，病原体的一部分抗原就会激活 T 淋巴细胞和 B 淋巴细胞。其中，T 淋巴细胞识别抗原信号以后，增殖、活化和分化为效应性 T 淋巴细胞，启动机体的细胞免疫应答，直接杀伤和清除被病毒感染或者发生基因突变的恶性肿瘤细胞。B 淋巴细胞识别病原体上的抗原后，可以进一步增殖、活化和

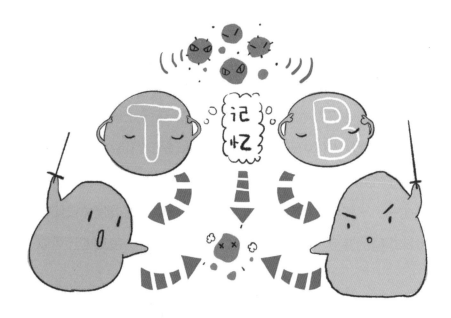

分化为浆细胞，产生抗体，抗体可以和病原体结合使其失去感染性并将其清除。在特异性免疫应答过程中，T 淋巴细胞和 B 淋巴细胞在分化为效应性免疫细胞的同时，有一部分分化为记忆性免疫细胞。当机体再次遇到相同抗原信号的时候，记忆性免疫细胞会迅速进行免疫应答，从而使特异性免疫应答发生得更加迅速有效。这也是特异性免疫应答的特点，这就是免疫记忆。通过疫苗接种模拟病原体的抗原信号，可以使机体不经过与病原体的接触，即可获得针对病原体的免疫记忆，从而在被真正病原体感染时，也能够迅速启动机体的特异性免疫应答，将病原体清除。因此，疫苗接种是预防传染病的有效措施之一。有时即使疫苗接种后，经过一段时间，血液里的抗体水平降低了，由于这种免疫记忆的存在，人体仍可以保持针对该病原体的免疫力。因此，人们没有必要担心疫苗接种后体内产生的保护性抗体水平快速下降，这也是人体免疫系统的特殊能力。

免疫应答是人体免疫系统对细菌、病毒等病原体及其他有害异物进入人体后的反应与清除的能力，是免疫系统最为核心的能力。当人体免疫力正常时，能够对入侵的病原体产生迅速有效的免疫应答，将其从体内清除，从而避免发生感染。

免疫调节

　　免疫应答就像一把双刃剑，其作用需要处于免疫自稳状态，如果免疫自稳被打破，一方面使正常的免疫应答无力，不能有效地保护人体健康；另一方面也可以使免疫应答失去控制而出现过敏反应或者是损伤自身组织，造成人体各种各样的疾病状态，我们称之为自身免疫性疾病。因此，免疫应答需要进行调控，我们人体的免疫系统具有这种调节能力，即免疫调节。免疫调节在清除进入人体的病原体时，可以保证免疫应答反应的精准和适度。正常情况下，人体的免疫系统具有非常强大的调节能力。

　　人体免疫系统中有很多非常重要的调节成分，包括有调节功能的免疫细胞和细胞因子。此外，人体的神经系统和内分泌系统还可以对免疫系统的功能进行调节，人体内有一个神经－内分泌－免疫网络，这个系统中的组成部分彼此可以进行调控。

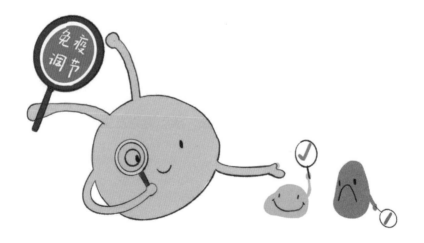

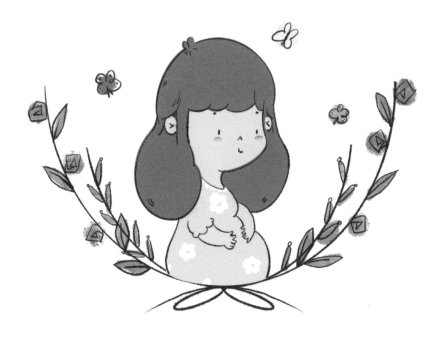

所以，当我们的中枢神经系统功能紊乱，精神状态不佳时，免疫系统的功能也会因受到抑制而发生功能紊乱。其实，人体很多免疫性疾病和神经系统的功能有关。比如癌症发生的直接原因是人体免疫力降低，间接原因是神经内分泌系统出了问题。

对于女性来说，人体的免疫力也会随着孕期生理功能的变化而发生适应性的变化，这是为了适应胎儿的生长、发育，也是为了维持孕妇自身的健康，这就需要免疫调节保持正常，时时进行有效的调节。

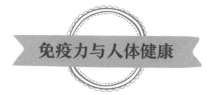

免疫力与人体健康

　　人体免疫系统除了防御各种病原体、微生物入侵以外，维持人体内部的稳定也是其非常重要的功能。人自出生以后，体内不断有细胞发生衰老和死亡，细胞衰老和死亡后形成的垃圾就得由免疫系统来清除。如果衰老和死亡的细胞不能及时清除，就会变为有毒物质干扰人体生理活动正常运行。

　　还有就是人体正常细胞会发生基因突变，变成恶性肿瘤细胞。其实，人体每天都可能产生肿瘤细胞，免疫系统能够识别和发现恶性肿瘤细胞并将其清除掉，以保证人体不会发生癌症。

　　前面我们提到过人体内的神经－内分泌－免疫网络，在这个系统中，免疫系统也可以调控神经和内分泌系统的功能，从而促进人体全面的健康。

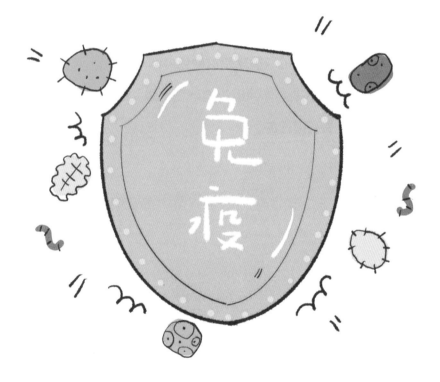

人体免疫力最基本的功能就是抵御各种病原体、微生物的入侵，就是人体对于病原体、微生物等外来有害因素的抵抗能力，免疫力还包括维持人体内环境平衡与稳定的能力。所以可以说免疫力对人体来说既有对外的免疫力，也有对内的稳定能力。

　　体内衰老、坏死的细胞需要免疫系统来清除，这种作用就属于免疫力。另外，人体中枢神经系统的功能也需要免疫系统来进行调控，最常见的例子就是睡眠，免疫系统可以分泌细胞因子影响睡眠，失眠的原因就是这种免疫调节出了问题。

　　总之，免疫力是人体健康的基础和保障，有人说免疫力是第一生命力，是有道理的。

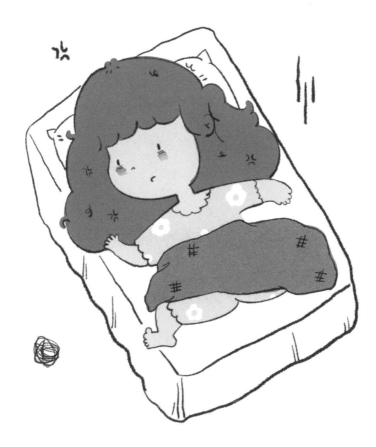

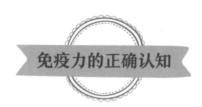

免疫力的正确认知

在日常生活中，我们由于对免疫力的认知过少，经常会发生一些误解，不知道免疫力对人体有哪些帮助、如何提升免疫力、如何维护好免疫力等，下面就为大家展开讲讲。

免疫力越强越好吗

人体免疫系统对入侵的病原体进行有力的抵抗是维护健康的好事，但是，这种反应能力需要受到调控，失去了控制，反应过于强烈也会对人体造成伤害，可能造成人体严重的炎症状态和器官功能障碍，引发重症疾病，甚至会危及生命。过敏性疾病的发生就是免疫反应过于强烈，人体免疫调节能力降低的结果，也就是说，免疫平衡能力是很重要的。免疫系统内部存在自我调控的能力，既要保证免疫力足够强，也要避免免疫反应超出应有的范围，免疫应答力并不是越强越好。平衡是免疫力正常发挥作用的基础，中医理论讲的阴阳平衡实际上就是对免疫平衡的描述。

绝对"干净"有利于健康吗

人们生活的环境中存在着各种致病微生物，养成良好的卫生习惯，防止病从口入，是预防传染病、保护健康的生活方式。但是，对于自然界中的微生物要分清致病的与不致病的，不要盲目地恐惧。其实，人体的皮肤和黏膜上以及腔道中拥有数量非常庞大的非致病的微生物群体，它们共同构成了人体的微生物屏障。这些微生物群体，不仅能够抑制致病微生物的附着、定植和入侵，有些种类的细菌还可以帮助人体进行消化和吸收营养素，甚至产生维生素 K 等人体必需的营养物质，参与人体的正常生理活动。

滥用抗生素会对人体的正常菌群产生非常大的破坏作用，造成微生态失衡，可以导致致病菌的数量和比例上升，引起致病微生物的感染。正常菌群被抑制还可能造成人体的消化吸收功能障碍及营养不良，不利于人体的健康。所谓绝对"干净"对人体的健康是有害无益的。也就是说，我们要与大自然处于一种"天人合一"的平衡状态，人不可能生活在真空中。研究还发现，过于干净的生活环境还与人的过敏反应有关，越干净越容易发生过敏反应。

容易被忽视的免疫力下降信号

随着年龄的增长和各种环境因素的作用，免疫力会发生变化，甚至会出现下降的现象。免疫力的下降常常会被人们忽视，致使免疫力持续下降，等到免疫力明显降低的时候，往往已经造成了疾病，此时再进行纠正，往往事倍功半，收效缓慢。

那么，免疫力下降的信号有哪些呢？首先，皮肤是人体的重要器官，皮肤的异常变化是免疫力下降最容易出现的信号。当免疫力下降的时候，皮肤会变薄、松弛、失去弹性和光泽，皱纹会增加，肤色也会变暗、发黄或者发黑。这些都是免疫力下降的表现，而不是皮肤本身的病变。

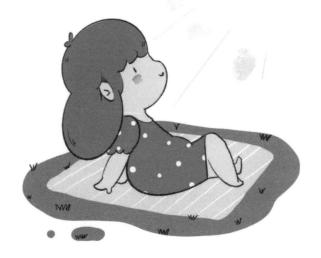

由于消化道、呼吸道和泌尿生殖道黏膜也是机体免疫系统的重要组成部分，当人体免疫力下降时，消化系统会出现厌食、恶心、呕吐和便秘或腹泻等症状；呼吸系统会出现咳嗽、咳痰等症状，泌尿生殖系统会出现宫颈炎和前列腺炎等。

此外，免疫系统还对神经和内分泌系统具有调节作用，当人体免疫力下降时，人们还会出现精神萎靡、抑郁、失眠、不安等症状。

对于这些表现千万不能忽视，一定要尽快查明原因，尽早采取科学的应对措施。

改善免疫力的方法

当发现机体免疫力异常时，首先要就医查明真实的原因，通过科学的手段，对机体免疫力的状态进行精准评估，根据实

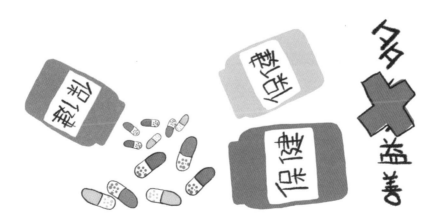

际情况，采取恰当有效的改善措施，不要盲目使用保健品。

因为人体免疫力存在个体差异，免疫系统具有自我稳定和自我调节能力，因此，适当的休息、合理的饮食调理都是有用的措施。滥用影响免疫功能的药物可能会加剧免疫功能失调，进一步损伤免疫系统，造成严重的后果。

免疫系统常见的功能紊乱有免疫功能降低、过敏反应以及自身免疫性疾病，要有针对性地采取措施才能很好地纠正，因此，一定要听从医生的指导。

心理健康与免疫力

心理因素影响免疫力，人们往往会忽视精神和心理因素对免疫力的影响。当精神过度紧张或者抑郁的时候，会造成免疫力下降，因为免疫系统是受神经系统支配的，神经系统、内分泌系统和免疫系统在功能上存在一个网络关系，可以相互调节、相互影响。因为精神因素导致的疾病很多，近年来，精神、心理因素对健康的影响越来越受到重视。我们知道，当精神紧张时，心跳就会加快，血压也会升高，这就是精神、心理因素对人生理功能的影响。免疫功能也属于生理功能，它与心理因素息息相关，紧张、压力、抑郁等都会导致免疫功能的紊乱。这种紊乱可能造成对病原体的免疫力降低，也可能造成免疫系统识别敌我时发声错误，从而攻击自身组织，导致自身免疫性疾病的发生。所以，维护免疫力应该从保持积极向上的心态开始，让心理健康成为免疫力的促进剂。

维护好免疫力的正确做法

影响免疫力的因素很多，维护好免疫力的做法主要包括：全面均衡的营养、规律的生活作息、健康的心理、科学接种疫苗、避免接触有毒有害物质及正确使用药物和保健品等。具体做法要根据备孕、孕期以及孕后恢复的不同需求有的放矢地进行。我们将对涉及的主要问题逐一进行讨论。

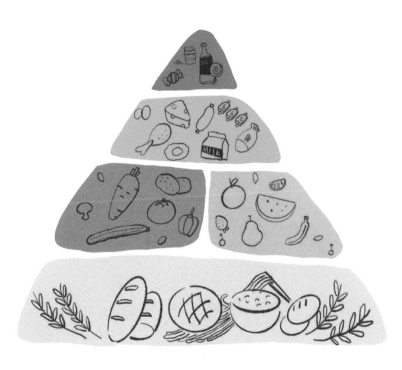

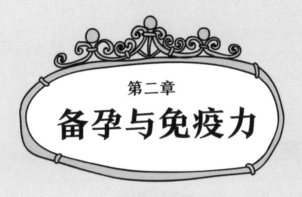

第二章

备孕与免疫力

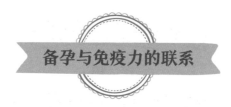

备孕与免疫力的联系

免疫力是孕期和未来宝宝健康的"保护伞"

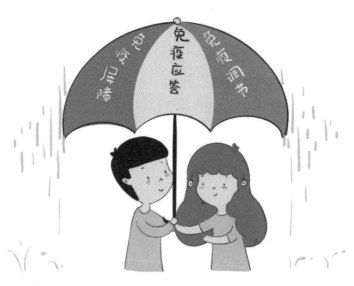

随着人们对健康的要求提高以及对优生优育的重视，在怀孕之前常常要进行备孕，顾名思义就是为怀孕进行必要的前期准备。根据男女双方的年龄、身体状况、工作情况与生活习惯、

所处的环境等方面的不同，备孕的时间和采取的措施也不尽相同。这里，我们从免疫学的角度来谈谈备孕。

我们强调备孕，是为了能顺利地怀孕，并且顺利地生下健康的宝宝。而正常的免疫力是实现这些愿望的基本保障，所以我们称之为"保护伞"。

备孕期间，男女双方都要将身体的健康状态调理到最佳，这样才能给宝宝创造最好的先天条件，而在此期间生病会给孕育带来诸多麻烦。得了病如果不及时治疗，除了会造成自身各种各样的损伤外，还可能导致不孕不育，或者影响胎儿以及宝宝未来的健康。因此，备孕期间首先要治好可能影响生育的各种疾病，比如各种感染性疾病。治疗常常需要吃药，我们都知道，很多药物是有不良反应的，这些不良反应对于成人来讲又可能造成不孕不育，因此，备孕期间用药要特别注意药物的禁忌。

前面我们提到，免疫力体现在三个方面，即免疫屏障、免疫应答和免疫调节。很显然，如果这三个方面能正常发挥作用，就可以做到少生病，甚至不生病，即使得了病也会是轻症并且很快就能恢复健康状态。因此，从根本上来说备孕期间调理好免疫力是优生优育的保障。对于免疫屏障和免疫应答在防病、治病中的作用比较好理解，但免疫调节的作用也不容忽视。比如，我们知道，精子对于女方来讲是外来物，即"异物"，理论上讲免疫系统是应该对其发生免疫应答反应去清除"异物"的。

此时，如果免疫调节不能正常发挥作用，就会造成不孕。我们会在之后的章节中再仔细谈这个问题。

还有值得注意的事情，例如乙肝是可以由母体直接传染给胎儿的，我们称母婴垂直传播。再比如风疹病毒感染既可以影响母体造成流产，也可以影响胎儿造成死胎或者患上先天性疾病。为此，可以在备孕期间通过接种疫苗，对相应的免疫力进行"储备"，也是顺利怀孕与生育健康宝宝的有效措施之一。

由此可见，备孕期间，免疫力这个"保护伞"是非常重要的。

先治疗免疫性疾病，再怀孕

怀孕生子，对于个人、家庭乃至社会，都是件大事，关乎家庭的幸福、社会的发展与和谐稳定。如前面所述，备孕就是把男女双方的身体调整到"最佳"的健康状态。

很多备孕人群所患的疾病会造成不孕不育，即使怀孕也会影响胎儿的健康发育。这里我们重点说说相关的免疫性疾病。

免疫性疾病，临床上常见的有超敏反应（包括经常提及或遇到的过敏反应）、自身免疫病和免疫缺陷病。这些疾病很多是与遗传相关的，病情有轻有重，有可以治愈的，也有不能治愈但可以控制病情发展的。它们对于怀孕以及对未来宝宝的影响程度也不尽相同。

比如获得性免疫缺陷综合征（艾滋病）可以母婴垂直传播，

孩子生下来可能就是病人（或者是病毒携带者）。像这样的情况，生育就不是愉快的事情了，会给家庭和社会带来无尽的烦恼和负担，我们建议还是先治好病再怀孕为好。

一些免疫性疾病可以通过治疗得到控制，使得男女双方的身体达到一个相对良好的状态，是可以怀孕并生下健康的宝宝的状态。

我们举个例子，临床上比较常见的一种免疫性疾病——系统性红斑狼疮（SLE），属于自身免疫性疾病。发病的男女比例大约是 1:9，发病的平均年龄是 29 岁，也就是说，女性多发，并且与生育年龄高度重合。

SLE 可以造成女性不孕或者流产，即使怀孕了，也常常会引起妊娠并发症，比如妊娠期高血压等，而怀孕中随着胎儿的发育成长，孕妇身体各个方面的负担加重，体内的激素水平也

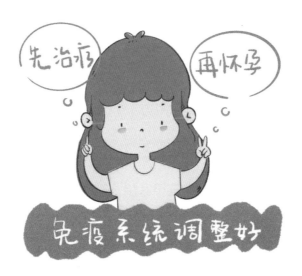

有所变化，会使得病情加重，这不但威胁到孕妇本身的健康，同时也会造成死胎、胎儿发育不良和早产等。

然而，是不是得了 SLE，就不能怀孕、不能拥有健康的宝宝呢？不是的！理论上来讲，SLE 患者生育的能力与同龄的未患病妇女并无明显的差别。重要的是要控制好病情的发展，选择好怀孕的时机。因此，SLE 患者的备孕就显得尤为重要了。

SLE 患者备孕期间，要求具备这些基本条件：首先是心、肺、肾，还包括神经系统等重要的组织、器官功能正常，未受到损伤；再有就是免疫抑制剂类药物停用并且病情稳定在半年以上，而且糖皮质激素类药物的维持量要小于每天 15 毫克（不必担心，医学上已经证实，这个剂量的激素在稳定病情的同时，是不会致胎儿畸形或者影响其正常发育的）。

当然，我们讲的这些只是 SLE 患者备孕期间需要达到的要求，一旦怀孕了，比较其他正常的孕妇还是需要更多的临床监测，并且有严格的终止妊娠的指标要执行。

因此，对于患有免疫性疾病的备孕者，还是要先有科学的治疗，把身体调整到符合要求以后再考虑怀孕。

我们很努力了，怎么就是怀不上孩子

近些年来，无论是大的三甲医院，还是各种各样的民营医院，甚至很多小诊所，不孕不育的门诊患者都很多。虽然夫妻在备孕期间都很努力了，但是仍然有不少人不能得偿所愿，这是怎么回事呢？

这种现象并不罕见，据统计，全球不孕不育患病率在10%~15%，中国的情况还要严重些。一般来讲，男女性生活正常，一年以上没有怀孕的都叫不孕，曾经怀孕过，但是怀孕不久就出现胎停育、流产或死胎、早产等，最终没有获得活婴称作不育。通常把不孕不育放到一起讲，但实际上，不孕与不育是不同的概念。

不孕不育是由多种病因导致的生育障碍状态，简单地讲，如果能正常怀孕、正常生育，至少需要正常的卵子和精子，在合适的地方相遇、结合形成受精卵，并且在正确部位与恰当的环境中发育成长。因此，在这个复杂的过程中，任何环节出现问题或者差错，包括生殖系统或者功能、机体其他相关组织器官的功能、感染、心理状况、生活环境等的异常，都有可能造成不孕不育。

在所有的不孕不育患者当中，大约20%属于免疫性不孕不育。这个占比很高，下面我们就着重介绍免疫性不孕不育。

免疫性不孕不育是指由于机体发生了免疫应答反应引起的不孕不育。这个免疫应答反应可以是影响了卵子和精子的产生，或者影响了其数量和质量，从而造成了不孕不育。但是临床上

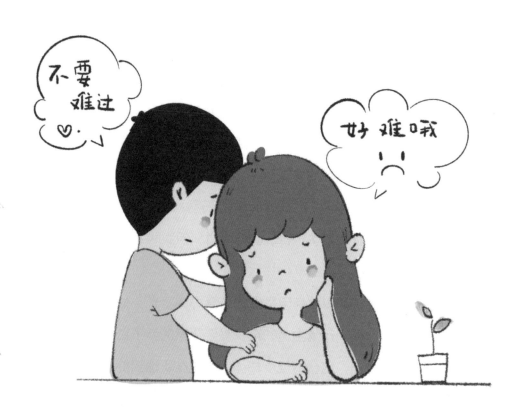

讲的免疫性不孕不育，更多的是指患者（男女双方都可能）针对精子或卵子产生了免疫排斥反应。

临床上常见的免疫性不孕不育产生的原因，主要可以从三个方面归纳：

①男方体内产生了抗精子的抗体

我们知道，机体的免疫系统的正常功能之一就是针对异物产生免疫应答反应，目的是清除异物。男子的精子（精子携带着抗原信息）是在青春期之后才出现的，因此机体的免疫系统会认为精子是"异物"。但是男子体内存在一个天然屏障，我们称之为血睾屏障，有了这个屏障，精子的抗原信息就不会暴露给自身的免疫系统，因此机体不会对精子这个"异物"产生免疫反应，去清除这个"异物"。一旦这个屏障受损，或者其他原因，使得精子这个"异物"抗原信息暴露于免疫系统，免疫系统就会针对精子产生免疫应答反应，比如会产生抗精子的抗体，从而造成对精子的损伤，影响到精子的数量和质量，造成不孕不育。最常见的情况是男子有感染、受了外伤、接受了手术等，使得血睾屏障被破坏而暴露了精子抗原，或者机体免疫系统意外接触到了精子抗原。

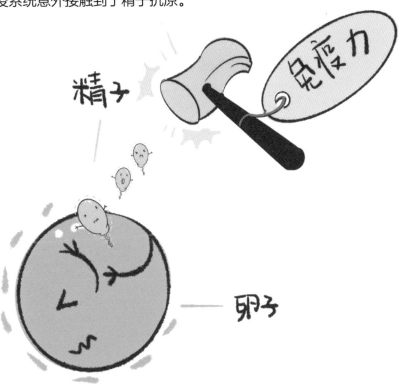

②女方体内产生抗精子抗体

很显然，精子对于女方的免疫系统来讲，一定是"异物"。因此女方的免疫系统存在着原始"动力"，针对精子这个"异物"产生免疫应答反应，将其清除。实际上，正常的精液中存在一些成分，比如前列腺素 E、沉淀素和一些糖蛋白等，这些成分具有免疫抑制功能，使得女方的免疫系统不工作，对于精子抗原产生免疫耐受，这样就保护了精子进入女方体内后，不受到攻击而得以生存。如果精液成分异常，或者男女生殖系统异常（比如有感染、肿瘤等），免疫耐受被打破，女方体内就会对精子抗原产生免疫应答反应，产生抗精子的抗体。

还有一种情况，就是女方的免疫系统意外接触到了精子抗原，例如女方阴道有破损，或者肛交、口交时，女方的肛门处

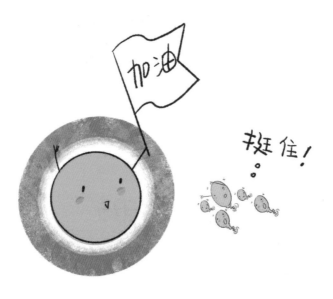

或者口腔内有破损伤口，精子抗原可以直接进入女方体液中，女方机体也会产生抗精子抗原的抗体。

③抗卵子透明带抗体

透明带可以理解为存在于卵细胞外部的一层糖蛋白结构，对于卵细胞具有保护作用。由于这层糖蛋白结构形成得比较晚（青春期之后），机体也会把透明带抗原认为是"异物"而产生免疫应答反应。但是在多数情况下，机体存在着一类具有免疫抑制功能的T细胞，我们称之为抑制性T细胞，这类细胞会发挥作用，使得机体对透明带不发生免疫应答反应，女方机体的免疫系统对于透明带抗原处于耐受状态。

但是在有些情况下，比如各种原因造成透明带的成分发生了改变，或者是女方发生了其他"异物"的入侵感染，而入侵物抗原与透明带很相似，机体都会对其发生免疫应答反应，也就是交叉免疫反应，从而打破了机体对透明带的免疫耐受，产生了抗透明带的抗体。

上述三种情况，都是由于免疫应答反应的发生，产生了抗生殖细胞（或组成成分）的抗体，由此会形成对生殖细胞的损伤，造成不孕不育，也就是临床上常见的免疫性不孕不育。怀疑自身有免疫性不孕不育时可以到医院进行检查，查明病因，以便进行有效的治疗。

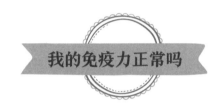

我的免疫力正常吗

生活中如何能发现免疫力不正常

从前面我们学到的知识当中可以了解到，人体免疫力体现在对病原体的防御、攻击和自我调节三个方面，简单地讲，好的免疫力首先体现在人不容易得病；然后是即使得了病，很容易被治愈，好得快；再有就是免疫应答反应适度，不会在这个过程中伤到自己而发生免疫性疾病。

在日常生活中，我们如果出现这样的情况，就要注意可能是免疫功能有问题了：感冒经常找上门来；扁桃体很容易就"肿"起来，有时还会化脓；牙龈常常出血，还不易止血；总是感觉疲劳，怎么休息也"缓"不过来；别人得了感冒，几天就好了，但是自己一感冒就很容易发展成肺炎；皮肤上不小心划了个口子，伤口愈合慢，还容易感染；再有就是我们前面提到的那些免疫性疾病的情况；等等。

备孕中观察到诸如此类的情况时，就要小心了，很可能你的免疫力已经不正常了。

备孕时，要去医院做的检查

并不是说免疫力异常，都是我们在日常生活中可以观察到的。有时可能尚未表现出来，也可能是有所表现但是被忽略了。因此，备孕期间，去正规的医疗机构做个检查，十分必要。

孕前检查的项目很多，一般来讲，正规医院的医生开列的检查清单都是必要的，不要怕麻烦，这些都是保障正常怀孕、

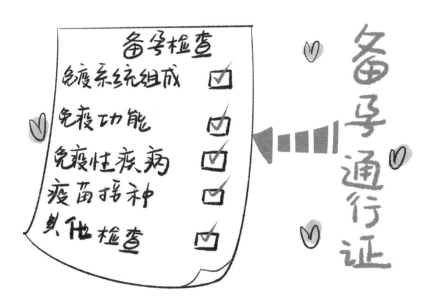

生产及宝宝未来的健康十分重要的环节。这里我们重点介绍跟免疫功能相关的检查。

我们先分析一下，让大家明白有关免疫力的检查意义何在，在备孕期间去医院做检查时，能够做到心中有数。归纳起来，可从以下几个方面考虑。

免疫系统的组成

机体拥有正常免疫力的基础，首先要有正常的免疫系统的组成，这里就涉及免疫器官、免疫细胞和免疫分子，因此临床上检查免疫系统这三部分的生理状态是否正常是必要的。

免疫功能

有了正常的免疫系统的组成还不够，还要看其是否具有恰当的免疫功能，即免疫力。我们多次提到免疫力包括防御力（不容易生病）、攻击力（不怕得病，得病后很快就好了）和调节力（不会伤到自己）。这些功能都有相应的检查可以评估我们的免疫力。用得最多的是血常规的检测，它可以反映骨髓的造血功能、免疫细胞的数量与比例。

免疫性疾病

我们之前谈了免疫性疾病对于备孕的男女双方及未来宝宝健康的影响，因此，备孕期间男女双方检查是否患有免疫性疾病以及患病的程度是必要的，医生可以根据检查结果评估是否可以怀孕、怀孕的结果及对宝宝出生后健康的影响。特别是身体已经出现一些异常情况时，必要的检查很重要。

疫苗接种情况

核查相关重要疫苗是否已接种以及接种的效果，为怀孕和胎儿的健康发育与成长做好免疫力的"储备"。孕前提倡接种的疫苗有风疹疫苗、乙肝疫苗。孕期感染风疹病毒容易造成胎儿畸形，而乙肝病毒可以母婴垂直传播，因此，备孕期间接种这两种疫苗有益于宝宝的健康。

其他检查

这里就包含了很多检查内容，比如重要脏器（包括甲状腺）的功能、重大疾病（比如肿瘤）、激素水平等。

检查原则

讲了这么多，仅仅是免疫相关的检查，如果再关注其他方面，做几百项检查也不够呀！怎么办？我们建议几个检查原则可供参考。

个性化原则

每个人身体的基本状况是不同的，可根据自身的家族史、患病（含感染）史、过敏史、目前的健康状况，以及生活、工作环境等方面的具体情况，有针对性地选择检查项目。

常规、常见原则

常规原则是指检查方法是各个医疗机构普遍应用的，而且是妇幼保健工作中常规要做的检查，检查结果能清晰、准确提示对妊娠的影响，并且是妇幼保健工作中共同认可的。常见原则是指在为排查疾病选择检查科目时，首先要考虑的是排查影响顺利妊娠的常见病。

方便、经济原则

方便原则是指检查方法简单易行，痛苦少，创伤小，对于怀孕和宝宝未来的健康影响小。经济原则是指相对费用低，不会增加太多的经济负担。

10 项免疫相关的检查项目

理解了检查的目的和意义，结合上述原则，我们列举了 10 项与免疫相关的检查项目，备孕人员可依据自身的情况和医生的建议酌情增减。

血、尿、便常规

这些检查是最基础的，简单易行，费用低廉，却能直接提示机体的一般健康状况。

免疫球蛋白测定（也称为"免疫五项"）

免疫球蛋白测定是检测免疫球蛋白（抗体）IgA、IgM、IgG 和补体 C3、C4 的水平。一些免疫性疾病中可以出现这些指标的异常。比如 IgG 是血液中最多、最主要的抗体分子，正常值为 6~16g/L，如果低于正常值，提示可能是免疫缺陷病、肾病综合征等；IgA 升高常见于系统性红斑狼疮、类风湿性关节炎等。

艾滋病、梅毒的检测

我们前面已经讲过，艾滋病是由病毒感染引起的传染病，由于免疫功能的损伤可以导致获得性免疫缺陷病。梅毒是由梅毒螺旋体感染引起的传染病，两种疾病都可以经由性传播和母婴垂直传播。因此，这项检查男女双方都要做，发现问题共同治疗。避免由于性生活造成反复的交叉感染，影响治疗效果。更重要的是，通过母婴垂直传播，很可能造成宝宝先天感染，以至于生下来就是病毒携带者。

电解质测定

机体内电解质的平衡，是保障机体正常生理功能的重要因素之一。

风湿三项

主要用于风湿病、炎症性感染、急性心梗、恶性疾病的辅助诊断。

甲功三项

就是我们常说的 T_3（三碘甲腺原氨酸）/T_4（甲状腺激素）和 TSH（促甲状腺激素）水平的检测，提示是否有甲亢或者甲减的情况。

血沉检查

是结核病、系统性红斑狼疮、风湿病等疾病的诊断依据之一。

微量元素六项

提示机体近期的营养平衡状况。

肿标六项

排除常见肿瘤的发生。

风疹疫苗、乙肝疫苗接种与核查

意义前面已经提及。

另外，坊间流传较多的一项检查——"封闭抗体"水平的检测，在此做一提示。

封闭抗体可抑制淋巴细胞反应，简单地讲，由于胎儿有一半的遗传信息来自父亲，因此母体也会把胎儿认为是"异物"，

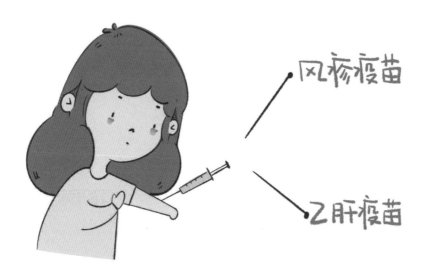

风疹疫苗

乙肝疫苗

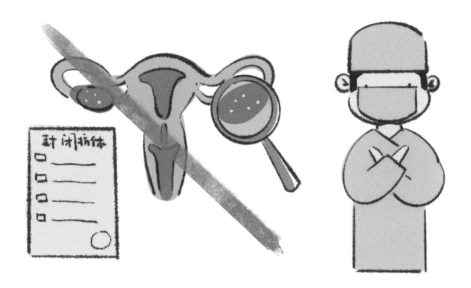

因此母体的免疫系统存在着攻击胎儿这个"异物"的倾向。封闭抗体的作用就是抑制母体的免疫系统对胎儿的攻击。

在一些不孕不育患者当中，检测到母体的封闭抗体量低，或者不表达，认为这是造成不孕或者习惯性流产的原因。为此建议备孕期间要做封闭抗体的检测，如果表达量不足，要先做治疗。

在此我们还要慎重地提示大家，国内很多大型医院都已不再进行封闭抗体的检查和治疗，原因是封闭抗体检查的方法本身不够准确，而对其进行的免疫治疗针对的适应证也不是很清楚，治疗后的指标改善程度也未标准化，并且治疗也存在一定的风险。

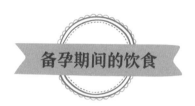

备孕期间的饮食

"吃吃喝喝"与免疫力有关系吗

先肯定地回答这个问题，"吃吃喝喝"，即饮食与免疫力关系非常密切。可以从以下几个方面来理解。

首先从免疫系统的构成来讲，免疫组织、器官是由细胞组成的，再有就是免疫细胞和免疫分子，当然也包括形成机体防御屏障的表皮、黏膜、纤毛和黏液，构成这一切的主要有机物质就是蛋白质、脂肪和糖类（碳水化合物）。而这些"原材料"都来源于饮食。机体很"聪明"，可以依照机体的需要，把蛋白质、脂肪和糖类在体内相互转化，但是总的摄入量要保证。摄入量过少就不能维持机体正常的生理功能，比如蛋白质缺乏会大大减少人体免疫细胞中的淋巴细胞数量，导致免疫功能严重下降。当然摄入量过多也不好，会造成脂肪堆积，导致身体肥胖，肥胖引起的问题大家应该是清楚的。因此饮食的适量、均衡就显得尤为重要了。

不同的饮食，对于免疫力也会有不同的影响。例如维生素和一些微量元素等，是有益于免疫力的。人们常说维生素和免疫力之间的关系是紧密相连的，是蛋白质的好伙伴。这里可以举几个例子简单说明，比如维生素 B_6 缺乏时，会引起免疫系统的退化；维生素 E 能提升细胞免疫和体液免疫功能；维生素 C 有利于干扰素的产生，以对抗病毒感染，这就是为什么感冒时，医生会建议补充维生素 C。近年来的研究发现，维生素 D 除了可以促进钙的吸收外，还可以调节人体免疫力，而维生素 D 一部分可以从食物中获得，但主要是通过晒太阳由皮肤来合成，如果晒太阳不足，就要注意选择富含维生素 D 的食物。食物研究表明，补充微量元素硒对于预防感染和抗感染都是有益的。

一句老话叫作"病从口入"，就是说饮食不当，也会不利于免疫力。这个道理大家都明白，比如吃了发霉变质、含有害化学物质、重金属的食物人们就会生病。这些备孕期间的人都会注意到，但是有些食品中的添加剂往往容易被忽视，比如有最新研究报道，很多工业化生产的食物中加入了一种叫作叔丁基对苯二酚 (TBHQ) 的防腐剂，在抗氧化的同时，还可以提升

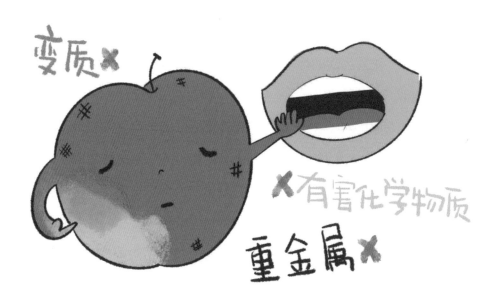

食物的风味和新鲜度。而"全氟和多氟烷基物质(PFAS)",常出现于食品包装材料中,这两种物质摄入过量就会对免疫系统造成伤害。

　　还要注意的是备孕期间药物的使用。免疫力调整好了,就会不生病、少生病、病情轻、好得快,这样就会不吃药、少吃药。但是如果生病了,还是要积极治疗,但切忌滥用药物,要做到八个字——"严遵医嘱,细读说明"。

　　这里还要强调一下叶酸,无论是去看医生,还是去问周围的"过来人",都会建议备孕者要注意补充叶酸。那么究竟叶酸是什么,有什么功效呢?

叶酸也是一种维生素，由于在绿叶中含量十分丰富而得名。叶酸还有其他的名字：从结构来看，其组成主要为蝶啶、对氨基苯甲酸和谷氨酸，因此也称为"蝶酰谷氨酸"；叶酸有一个重要的功能是促进红细胞生成，所以又名"抗贫血因子"；叶酸分类上属于 B 族维生素，即维生素 B_9。通常情况下，叶酸是可以从食物中摄取的，比如绿叶蔬菜、蛋类、动物的肝、肾和各种水果等。重要的是，人类肠道细菌也能合成叶酸，故一般不易缺乏。

叶酸在蛋白质合成及细胞分裂与生长过程中具有重要作用，妇女在怀孕期间由于胎儿的快速生长，对于叶酸的需求量也大大增加。正常人体每天只需 3.1 微克 / 千克体重，而孕妇则需要不少于 350 微克 / 千克体重的叶酸摄入量，是正常人需求的 100 倍以上。如果孕妇缺乏叶酸，对于胎儿和孕妇本身都会产生不良影响。研究表明，孕前及妊娠期间合理补充叶酸可预防胎儿神经管畸形（无脑儿、脑膨出、脊柱裂等）发生，降低 50%~70% 的发病率；而叶酸的缺乏与新生儿唇腭裂、先天性心脏病等疾病发生的相关性，也有很多的报道；前面我们提到叶酸又名"抗贫血因子"，实验与临床观察已证实其与红细胞生成密切相关，因此叶酸的不足，会导致孕妇及婴儿患贫血症（巨幼红细胞性贫血）；也有研究提示男性体内缺乏叶酸，会影响精子的数量与质量。

以上讲的是叶酸在备孕、妊娠期间对宝宝的主要影响。当然，也有研究报道适当地补充叶酸，可以预防乳腺癌以及降低宫颈癌的发生概率等。这都说明叶酸对于机体的免疫力有一定的调节作用。

也有研究发现，如果叶酸摄入过量，会出现恶心呕吐、月经不调等现象，严重的会引起排卵异常，甚至发生胎停育、流产等。

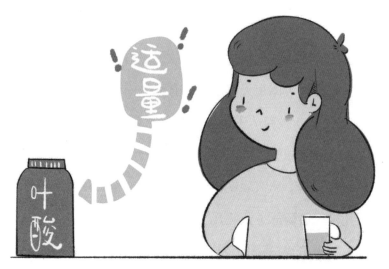

综合考虑，我们应该有这样的认识：首先，肯定叶酸对机体的重要性，日常的饮食加上肠道细菌的合成，基本可以满足机体的需要。由于妊娠期间需求量骤增，在备孕和怀孕期间要增加叶酸摄入量，但是不要过量。从免疫角度来看，叶酸是有益的，但不是主要的影响因素。

一日三餐，天天如此，因此饮食的重要性，更体现在养成一个良好的饮食习惯上。无论是对于免疫力有利还是有害的饮食，效果是个日积月累的过程。因此，在备孕期间，其实不仅仅是在这个阶段，规律、均衡、科学、健康的饮食习惯，都会使你受益终身。

备孕期间增强免疫力的饮食"秘籍"

讲完饮食的重要性，这里我们沿着前面的思路，具体谈谈备孕期间应该如何"吃喝"，重点还是围绕着免疫力。我们首先讲几条原则。

需求原则

我们前面讲到，要维持正常的免疫力，机体需要有充足的三大营养物质——蛋白质、脂肪和糖类，尤其是蛋白质。还需要多种维生素（包括叶酸）和微量元素，因此饮食当中对于机体的这些需求，要有保障。

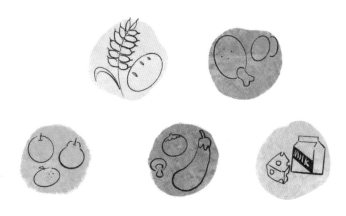

适量原则

不是说机体有需要就是越多越好，物极必反，比如营养过剩就会肥胖。无论男女，肥胖都会影响体内激素的正常分泌，从而影响怀孕。再比如维生素 C、维生素 B_6、β－胡萝卜素、维生素 E 与免疫力关系密切，但是过量、胡萝卜素会影响卵巢的黄体素合成，有可能造成不排卵、无月经、不孕等。

无害原则

对于机体（不仅仅是备孕中的人群）和未来宝宝健康有害的食物，尽量做到少吃甚至不吃。显而易见的有害的食物大家都会注意到，但是我们提到过的一些食品添加剂和药品常常被忽略，还有一些"垃圾食品"（例如油炸食品）中反式脂肪酸的含量较多，反式脂肪酸对于男性可降低精子密度，对于女性可以造成不孕。这些是容易被忽略的，提示大家警惕。

长期原则

想养成一个良好的饮食习惯，贵在坚持。不是缺什么，大补两天就好了；也不是说今天吃了顿炸鸡块，大人孩子就都不健康了。依据食材特点，科学安排好食谱，贯穿于整个备孕阶段，才会吃出良好的免疫力，吃出健康来。

备孕期间的饮食建议

保障免疫系统的组成与功能的基础营养蛋白质、脂肪和糖类当中蛋白质尤其重要，为此要多食用肉类、蛋类和奶类食品。

要获得与免疫力相关的维生素和微量元素，就多吃动物肝脏和肾脏、鱼、虾、豆制品，还有就是新鲜的绿叶蔬菜、水果和坚果等。这里强调"新鲜"，比如绿叶蔬菜是富含 B 族维生素（包括叶酸）的，但它们对热不稳定，也就是说，放置时间过长，营养基本上就损失了。如果由于各种原因造成这些维生素和微量元素的摄入量不足，可以考虑结合一定量的片剂补充。

营养学专家对有利于免疫力的饮食是这样建议的：要保持一日三餐的规律性；要保证四类食物——鱼类（蛋白质）、主食类（糖类）、油脂类（脂肪）、蔬菜和水果（维生素等）每天都吃到；要做到食物种类多样性，即每周食用这四类食品，要达到 25 个品种以上（比如主食可以是米、面、玉米、番薯、

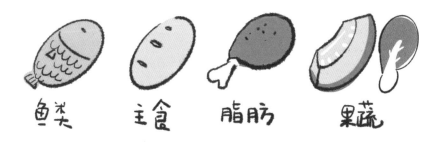

鱼类　　主食　　脂肪　　果蔬

高粱等不同的品种），以达到营养的全面、均衡。食量也有建议：每日动物性食物（鱼肉、畜牧肉、禽肉等）120~200 克（每周至少 2 次水产品，每日 1 个鸡蛋），奶及奶制品 300~500 克，大豆及坚果类 25~35 克，蔬菜 300~500 克，水果 200~350 克，谷类 200~300 克，薯类 50~100 克，水 1500~1700 毫升，盐 5 克以内，油 25~30 克。这只是一般的建议，备孕人员应该根据备孕期的特点，结合自己的实际情况，调整食谱和食量。

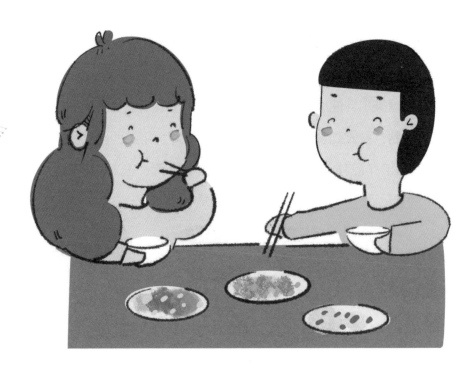

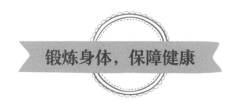

锻炼身体，保障健康

锻炼身体对免疫力有帮助吗

对锻炼身体有益于健康这个话题，大家还是有共识的，长期坚持锻炼的人，心、肺、肾功能得到明显改善，使得心脏病、高血压、糖尿病、骨质疏松等疾病的发病率降低，还能提高睡眠质量，促进思维敏捷，有助于身体活动的协调性等。

那么锻炼身体与免疫力之间是什么关系呢？总体来讲，锻炼身体，适当运动，可以提升免疫力。据统计，经常运动的人患上呼吸道感染的概率显著降低。再从科研角度来看，机体对于疫苗的反应，可以在一定程度上反映机体的免疫状况。有研究表明，经常运动的个体，比不常锻炼的个体，对于疫苗有更强的反应性，说明运动对于免疫力有正向的影响。我们可以从以下几个方面去理解：

①运动可以增强机体的造血功能。经常运动的人，红细胞和淋巴细胞也会增加，由此提高对病原微生物以及机体内突变细胞的识别能力。

②运动可以加速血液循环，身体各组织、器官的血运丰富，有利于免疫细胞和免疫分子接触病原体而执行免疫功能。有报道称，经常运动的人伤口愈合速度更快，这提示感染风险下降。

③运动能使免疫细胞总数短暂升高，再恢复正常需要一定的时间，而长期坚持锻炼，这个恢复的时间会逐渐延长。这样在免疫细胞数量升高的阶段有利于对病原微生物的清除。

④运动时体温会有一定的升高，研究显示，体温升高有利于免疫细胞的功能发挥。

值得注意的是，我们这里所说的锻炼身体，是指合适的运动量和长期坚持的运动。剧烈的运动，反而会有害于免疫力，我们称之为"运动性免疫抑制"，也称为"开窗效应"，是指运动量过度，在运动中和运动之后6~9小时，由于机体应对这种"非常"的情况，会出现很多应激性反应，其中皮质激素和肾上腺素的分泌，会产生对免疫系统的抑制作用，如同把严密防御的免疫系统给打开了一扇窗户。在此期间，病原微生物很容易侵入机体而造成感染。例如马拉松运动员赛后，呼吸道感染的概率会上升5~6倍。同理，不经常锻炼的人，突然来一次大运动量活动，机体同样会出现应激反应，从而产生"开窗效应"。

因此我们提倡的是适当的、长期的运动方式，注意保持体形的正常，不可过胖，也不可过瘦。

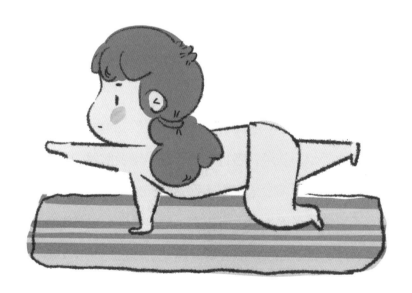

哪些运动在备孕期间比较适宜

有了上面的知识介绍，可以得出结论，为了提升免疫力以保障顺利地妊娠和孩子的健康成长，备孕期间适当的体育锻炼还是必要的，但是要把握好分寸。选择什么样的运动方式，我们也有些原则上的建议。

因人而异

每个人的年龄、性别、身体基本状况不同，因此选择的运动强度不同；每个人的性格、兴趣爱好、经济状况不同，为了能长久坚持锻炼，挑选的运动种类不同；每个人所处的地理位置、生活环境、工作环境、身旁的运动伙伴不同，也限制了对于运动方式的选择。综合这些因素，做出切实可行的计划安排，才有可能执行下去。

安全有效

锻炼身体是为了健康而不是损伤，备孕的男女双方在运动中的安全格外值得注意。各种外伤，甚至重要脏器的受损，以及微生物感染等，都会直接影响到备孕的成果。故考虑运动项目时，不宜选择危险性高、难度高、对抗性强、易感染病菌的运动。锻炼的有效性还是要在每次运动的强度和时长上有一定的要求，才能达到期望的效果。

如果是刚刚开始做运动，要有个循序渐进的过程，要做有氧运动。最简单的方法是可以通过对心率的测试，确定合适的

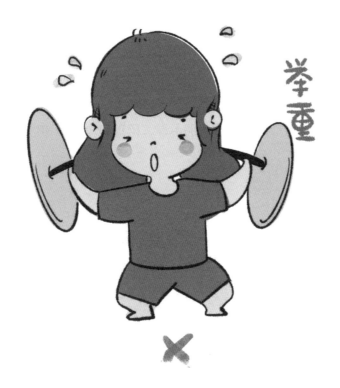

举重

×

运动强度。用 220 减去你的年龄，为你的（大致的）最大心率（次/分钟）。那么你合适的运动强度是你在运动中实测的心率，控制在你最大心率的 60%~85%。

举例说明：比如你今年 25 岁，你的最大心率就是：

220-25=195 次/分钟，那么你运动中心率在 117~166 次/分钟（195×60%~195×85%）为适宜。

贵在坚持

选择好了运动项目（最好不止一项），选择好了运动强度，只剩下一件事情了，就是坚持下去。

．健美操、快走、慢跑、步道登山、游泳、瑜伽、武术、太极拳、跳舞、高尔夫球、乒乓球、羽毛球、网球等项目都可以考虑。

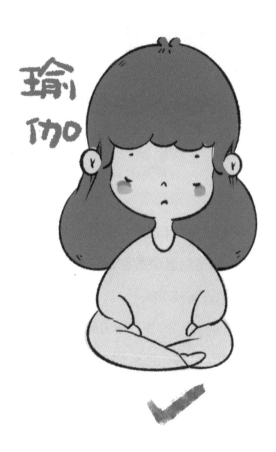

生活习惯、环境与免疫力的关系

什么样的生活习惯有利于备孕

生活习惯包含很多，前面我们已经从免疫的角度，探讨了正确的饮食和体育锻炼的习惯，还有一些我们都熟知的，比如戒烟限酒，常晒太阳，手机远离生殖器官部位，避免其辐射对精子和卵子的伤害等。除此之外还应关注一些重要的习惯。

卫生习惯

首先，我们要树立一个理念——到处都有点儿"脏"。水、空气、地面以及平日我们能接触到的人、动物、物体（桌椅、电脑、手机、把手、现金等），都会存在各种各样的病原微生物或有害物质。并不是说接触了这些就一定会生病，但是有了这个概

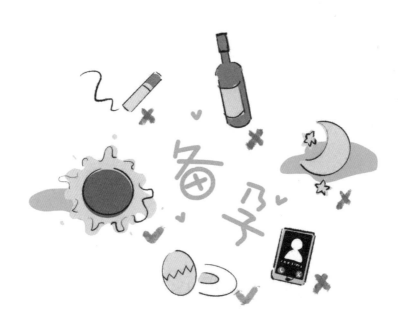

念之后，大家就知道怎么做才会减少被感染的概率。尤其是备孕期间，避免和减少感染，防止有毒、有害物质的摄入很关键。

睡眠习惯

　　睡眠有多重要，大家是深有体会的。短期缺觉，"精神面貌"就不好，出现黑眼圈、眼袋加重、面色暗淡无光、脱发等，如果长期睡眠不良，会出现代谢紊乱、内分泌失调、头晕头痛、记忆力减退、恶心、疲倦等问题。免疫学家对于睡眠与免疫力之间的关系也做了深入研究，发现睡眠不足者病毒感染率上升，对疫苗反应下降等现象，与睡眠不足导致的免疫细胞的数量和质量下降有关。因此，养成良好的睡眠习惯，有利于提升免疫力。

性生活习惯

从免疫学视角考虑，首先是要注意双方阴部的卫生，避免因不洁而造成感染；性生活要注意卫生，因为有些疾病是由性传播的；避免经期性交、暴力性交、肛交或口交等行为，这个道理我们讲过，女方一旦有黏膜或者皮肤的破损，男方精子的抗原信息进入女方体内，就可能产生针对精子的免疫应答，造成不孕不育。

养宠物习惯

备孕期间尽量不要饲养宠物，宠物的毛发以及寄生虫等有可能诱发超敏反应。另外，宠物还可能传播弓形体病、狂犬病、支原体肺炎等，对母婴造成伤害。

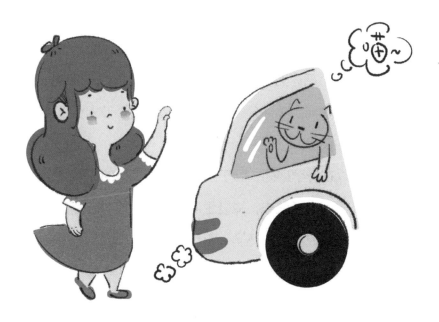

良好的生活与工作环境，对宝妈和宝宝都好。生活和工作环境其实也很简单，就是身边的人和物，备孕期间从免疫角度来讲，很多内容我们都提到了，改善环境，无非就是减少微生物感染，减少有毒有害物质的损伤，减少诱发免疫性疾病的因素等。

人体的免疫系统发挥作用，并不是孤立的，而是与机体中其他系统密切相关的，其中与神经－内分泌系统的关联度极高，形成神经－内分泌－免疫调节网络。人体神经系统的变化（比如情绪、心理的变化）通过对内分泌系统的调节，影响到免疫功能，由此还新生出一个研究领域——"心理免疫学"。

大量研究表明，如果人们经常处于精神紧张、矛盾、焦虑、恐惧、悲伤、愤怒等不良情绪之中，会引起免疫器官的重量减轻，免疫细胞成熟延缓，数量减少，功能障碍，甚至出现由于干扰淋巴细胞再循环而导致淋巴组织退化等现象，从而明显降低人体的免疫功能。精神分裂症病人会因免疫调节力受损而发生自身免疫性疾病。

所以在备孕期间，除了改善生活和工作的环境，更重要的是在于改善心理状态，减轻生活与工作造成的心理负担；减少由于备孕（或者不能怀孕）引起的紧张、恐惧、焦虑的情绪；尽量不与他人产生纠纷、争吵。保持愉快的心情，这几方面把控好了，免疫力正常，就可以轻轻松松地备孕，高高兴兴地迎接新生命。

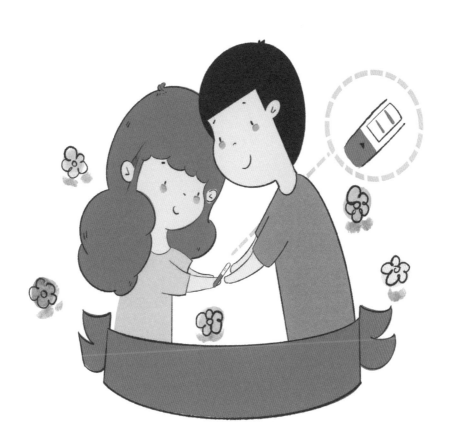

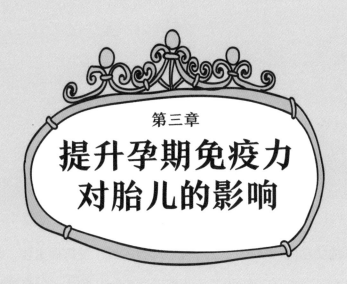

第三章

提升孕期免疫力
对胎儿的影响

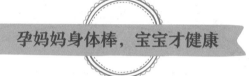

孕妈妈身体棒，宝宝才健康

孕期免疫力与胎儿的生长发育

怀孕期间母体的免疫力对胎儿的生长、发育很重要，因为孕期免疫系统的功能要进行调整以适应胎儿的生长，免疫力可能会降低，免疫力过低容易发生感染性疾病，如病毒感染、细菌感染以及弓形虫感染等。有些病毒的感染还能进一步通过血液循环感染胎儿，造成流产、早产、死胎或者先天性畸形。例如，风疹病毒感染可以侵犯胎儿，除了导致流产、早产外，还可能造成新生儿先天性白内障、先天性心脏病、耳聋、兔唇等。怀孕时免疫力下降，孕妇平时一些隐性感染的病毒也会变成活动性感染，例如单纯疱疹病毒、巨细胞病毒等。单纯疱疹病毒有两型，其中Ⅰ型可以通过胎盘感染胎儿，导致流产、早产、死胎或先天性畸形，如小头、短指（趾）、先天性心脏病、神经系统损伤等。巨细胞病毒感染可以损伤胎儿，造成流产或是损伤中枢神经系统，导致小头畸形，影响孩子的智力发育。

孕期营养素的补充

孕期营养十分重要毋庸置疑，营养好是胎儿健康生长的基础，当然也是胎儿免疫系统发育的基础。随着胎儿的生长发育，母体对营养素的需求会越来越多，因此在胎儿生长发育的不同

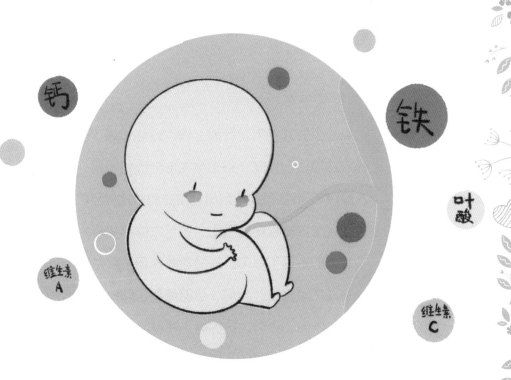

阶段要调理好饮食。母亲体重的增加是把握饮食量的一个尺度，也就是说，体重要适度增加，但不能超标。孕期饮食要注意营养的均衡，既要有充足的蛋白质、脂肪和糖类，也不能缺少必要的维生素和微量元素。

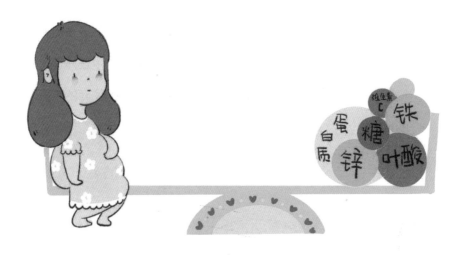

　　孕期容易缺少的营养素有叶酸、铁、钙等，除了从饮食中获取外，还应注意适当补充。谷类食物含叶酸较丰富，注意适当增加摄入量。缺乏叶酸可以导致母婴贫血和胎儿神经管畸形，补充叶酸可以预防这些疾病的发生，也可以提高免疫力，叶酸补充剂要在医生的指导下服用。铁的营养作用主要是造血，由于孕前缺铁的发生率较高，孕前、孕期都要注意补铁。富含铁的食物有猪肝、羊肉、猪肉、核桃等。钙是胎儿骨骼生长发育的重要营养素，同时钙还参与人体多种生理功能，包括免疫力。

　　孕期由于胎儿的生长需求，母体容易缺钙，含钙丰富的食物有奶、豆制品、海带、干果等，要适度增加摄入量。研究发现胎儿期的营养供应可以影响宝宝出生后一生的健康，包括多种慢性疾病的发病率。

孕期心情对胎儿的影响

孕妇心情会对胎儿产生重要影响。首先，孕期心情如何直接影响孕妇的免疫力，因为人体的神经系统、内分泌系统和免疫系统构成一个网络，心情不好会导致免疫功能紊乱，因为免疫系统的功能是受神经系统调节的，心情抑郁、烦躁不安会导致免疫力降低。孕期免疫力降低的风险已如前述。孕期心情不好还会影响内分泌系统的功能从而导致代谢紊乱，食物的消化、吸收都会受到影响。营养的失衡会影响胎儿的生长发育，包括免疫系统的发育。

孕期妇女会出现一些情绪上的变化，一方面是由于担心胎儿是否健康，另一方面是由于妊娠反应导致的不适应。此时最重要的就是要增强信心，相信十月怀胎是一个自然的生理过程，人体有强大的自我调节功能，只要做好孕期保养、避免意外损伤，胎儿的生长发育是会健康顺利的。

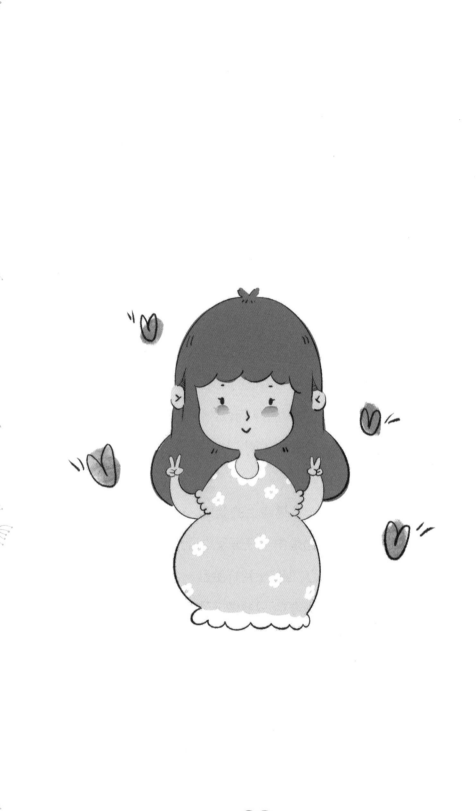

合理的食物搭配可以有效提升免疫力

营养均衡与免疫力的关系

人体维持健康需要的营养素要保持均衡，任何营养素都不能少，也不能多。少了会影响胎儿的生长发育，多了会增加母体代谢的负担。人体内很多废物是靠免疫系统清除出体外的，营养过剩会增加免疫系统的负担，影响免疫功能的平衡。

另外，免疫系统发挥"抵抗外敌，保卫健康"的战斗作用时，免疫细胞要进行增殖、分化，还要"调兵遣将"并对其进行协调，这些活动都需要消耗能量，所以营养的充分、合理供应是必要的。例如，人体抵抗致病细菌、病毒感染时要产生抗体，抗体就是蛋白质。产生新的蛋白质就要消耗原有的蛋白质，因此，蛋白质是非常重要的营养物质。蛋白质的代谢又需要维生素，因此，维生素也是重要的营养物质。合理的饮食和均衡的营养是保证人体正常运转的基础。保证营养均衡的好办法就是注意食物的多样性，不能偏食。

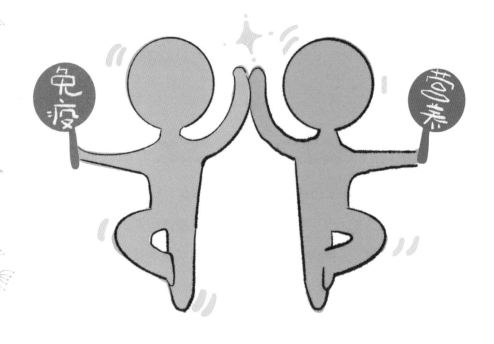

食物搭配好才能保证营养均衡

要想做到营养均衡，合理的食物搭配是基础，孕妇一定不能偏食。食物要杂，品质要鲜，这样才能保证营养的均衡。"杂"可以保证营养素的丰富，"鲜"可以保证营养素的质量。食物的搭配要主食、副食比例合适。主食是指粮食类食品，是人体能量的主要来源。副食主要是指肉、蛋、奶、蔬菜，可以保证蛋白质、脂肪、维生素的供应。

每一类食物含有的蛋白质、脂类、糖类、维生素等营养素在数量上是有差别的，食物的合理搭配就是为了避免以偏概全，造成某种营养素的缺乏。

食物中营养的吸收与利用

影响食物中营养素吸收与利用的因素很多，胃肠道的功能很重要，适度的运动可以增加胃肠道的蠕动，提高胃肠道的消化吸收能力。精神因素也是影响食物吸收、利用的一个很重要的因素，因为精神因素可以影响消化液的分泌，因此，孕期一定要保持良好的情绪。消化道中有大量的益生菌，它们不但可以帮助人体对食物进行消化，还可以产生一些营养素（如前述），因此适度补充益生菌有利于营养素的吸收、利用和平衡。

有的人因为乳糖不耐受吃了牛奶会有胃肠道反应，不利于营养的吸收、利用，可以改用酸奶来代替牛奶。酸奶中的乳糖和蛋白质分解后更容易被吸收、利用。牛奶经过发酵后还可以产生多种维生素，增加了牛奶的营养价值。另外，牛奶发酵后所产生的乳酸还可以促进钙和磷的吸收。

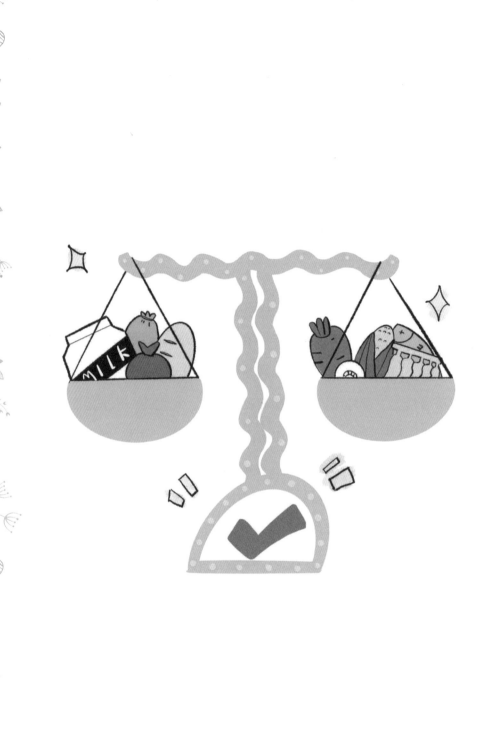

生活环境对孕期免疫力的影响

生活环境与健康

　　生活环境与健康息息相关，人体健康取决于两个平衡的维护，一个是人体内环境的平衡，另一个是人体与外环境的平衡。人体通过强大的自我调节功能来维护内环境的平衡，其中免疫系统发挥着重要的作用。人体内环境的平衡容易受到外环境的干扰，比如各种致病微生物侵入人体导致感染性疾病，有毒有害的化学物质进入人体不但可以损伤免疫系统的功能，还可以引起其他疾病。空气污染、水污染、食品污染都可以干扰人体内环境的稳定与平衡，从而影响人体健康，当然也会影响到胎儿的生长、发育。了解工作环境与生活环境中有害物质对孕期健康的影响，认真做好防护对保持孕期免疫力是很有必要的。特定的工作环境要注意劳动保护，新装修的住房一般都会释放一定的有害物质，应该做好检测与防护。家具的选择要符合环保标准，选择环保要求达标的产品，尽量避免孕前装修房屋。

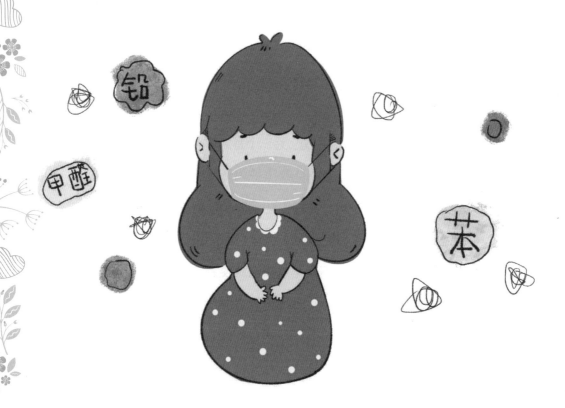

避免环境中的有害化学物质影响免疫力

环境中影响人体健康的危险因素除了各种病原微生物外还有一些有害的化学物质，这些有害的化学物质不但可以引起急性中毒，甚至威胁生命，还可能会对免疫系统造成损伤，以致降低人体免疫力，包括对于环境中病原微生物的免疫力、免疫自稳能力以及免疫调节能力。我们平时能够感知到的过敏性皮炎、过敏性黏膜炎症常常与接触有害化学物质有关。比如，各种房屋装修材料、家具释放的甲醛，现在人们在生活中接触的机会越来越多。除了甲醛外，还有铅、砷、苯等有害物质。这些有害化学物质可以抑制免疫细胞的增殖，从而影响正常的免疫应答反应。有害化学物质一方面可以降低免疫系统防御外来病原微生物的入侵能力，另一方面可以使免疫应答失去平衡，从而导致各种免疫病理反应。这不仅可以使孕妇身体健康受到损伤，还会影响胎儿的发育，所以，孕期要特别注意减少接触各种有害化学物质。从事农业生产的孕妇接触农药时要做好防护措施，孕妇在家中应用杀虫剂时要注意其成分以及毒性作用。

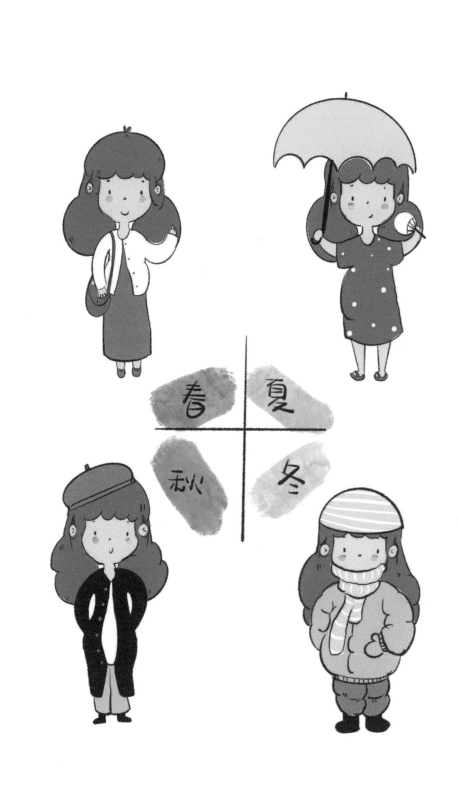

春 夏

秋 冬

孕期注意季节变化

季节变化会给生活环境带来多种变化，如温度、湿度、致病微生物的种类与数量等。温度的变化会影响人体皮肤、黏膜的免疫力，特别是呼吸道黏膜的免疫力。春季花粉多会引发特定人群的过敏性疾病。夏季气温高、湿度大，一些消化道致病微生物容易繁殖、传播，易引起腹泻等消化道疾病。另外，夏季一些昆虫，如蚊子、苍蝇等容易滋生、繁殖，容易传播一些病毒、细菌引起的传染病，此时大人、小孩儿都应做好防护。秋季容易感冒，平时要注意保暖，适当增减衣服和保持温暖。冬季气温降低，容易发生呼吸道病毒的感染，是因为一些病毒适合在温度较低的环境下存活。

不同季节，人体皮肤、黏膜水分的挥发快慢不一样，因此人体对水的需求量不同，要注意水的补充。人体内物质代谢是在水中进行的，缺水会影响营养物质的吸收、利用，从而导致免疫力的降低。

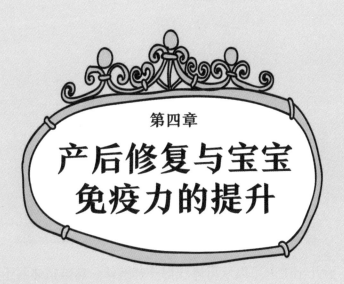

第四章

产后修复与宝宝免疫力的提升

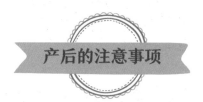

产后的注意事项

产后适时补充营养有利于提升宝宝的免疫力

婴儿出生前可以从母体获得一些抗体，这些抗体对于婴儿来说很重要，它是婴幼儿先天获得的免疫力。但是这些抗体会逐渐消失，一般只能维持 6 个月左右。因此，宝宝需要逐步建立起自身的免疫力，宝宝早期的免疫力与母乳中的营养物质关系密切。

母乳中的营养成分为宝宝早期自身的免疫力建立提供保证，而母乳的营养成分如何，又与孕妇产后的营养补充密切相关，因此，孕妇产后要适当补充营养。研究发现，不同地区的哺乳母亲的乳汁营养成分是有差别的，主要和饮食结构不同有关。

产后营养补充首先要注意饮食的营养均衡，适度提高热量的供给，适当吃一些高热量食物，还要注意补充蛋白质。富含蛋白质的食物有鸡蛋、牛奶、鱼肉、虾、鸡肉、牛肉、羊肉、猪肉、大豆等。维护人体健康的重要维生素有维生素 A、维生素 D、B 族维生素。猪肝、鸡肝富含维生素 A，鱼肝油、蛋黄、牛奶富含维生素 D，蛋黄、动物肝脏、牛奶、坚果是 B 族维生素的主要食物来源。孕妇产后营养补充得好，可以为婴幼儿提供高质量的母乳，有利于提升宝宝的免疫力。

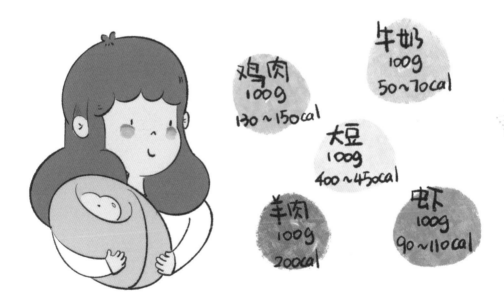

牛奶
100g
50~70cal

鸡肉
100g
130~150cal

大豆
100g
400~450cal

虾
100g
90~110cal

羊肉
100g
200cal

母乳喂养好处多

　　母乳是婴幼儿最好的天然食物，母乳中含有婴幼儿生长、发育所需的各种营养物质，这些营养物质不但含量丰富，而且比例适于婴幼儿生长、发育的需求。此外，婴幼儿的免疫系统尚未完全发育成熟，免疫力相对较低，而母乳中含有多种免疫活性物质，可以帮助提升婴幼儿的免疫力。母乳中含有分泌型抗体 IgA，这种抗体可以在消化道黏膜发挥保护作用，预防各种消化道感染。母乳中还含有丰富的乳铁蛋白，其含量是牛奶的10 ~ 20 倍。乳铁蛋白是一种具有多种保护功能的免疫物质，它不但可以抗菌、抗病毒，还有促进铁的吸收，预防婴幼儿缺铁性贫血。婴幼儿乳铁蛋白摄入不足会影响免疫力的提升，容

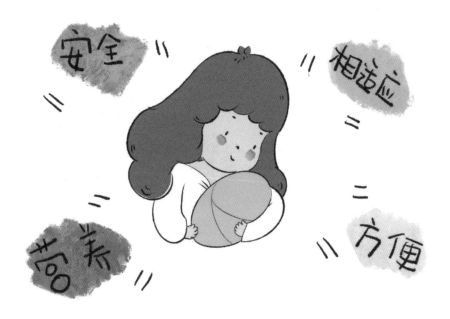

安全　相适应　营养　方便

易发生感染性疾病，这也是提倡母乳喂养的一个重要原因。

哺乳的过程也是宝宝从母体获得益生菌的过程，母亲可以通过哺乳将自己的益生菌传递给宝宝，促进宝宝体内微生态系统的建立，利于宝宝自身免疫力的提升。

哺乳的过程还是母子亲密接触的过程，也是母子感情交流的过程，不但有利于宝宝心理健康发育，而且有利于促进泌乳和产后母亲身体的恢复。所以，要尽量做到全母乳喂养。

适当的锻炼有助于产后修复与免疫力提升

孕期母体为了适应胎儿的生长、发育，身体各方面的功能都要进行调整，包括免疫系统的功能。产后母亲身体需要恢复，除了营养调理以外，还需要适度锻炼，使免疫功能恢复到孕前状态。

孕前锻炼是为了怀孕做准备，产后锻炼是为了使母体恢复到孕前的正常生理状态，其中，免疫系统功能的恢复更为重要。至于锻炼与提升免疫力的关系，在备孕期间的注意事项中已有详述。

孕妇产后的免疫力不但是自身健康的需求，还是婴幼儿健康生长、发育的保证。因为哺乳期母亲的传染性疾病总是会威胁到婴幼儿的健康，所谓的"垂直传播"，除了孕期也可以发生在哺乳期。因此，产后要循序渐进地进行身体锻炼，以促进身体组织结构的修复和免疫力的恢复与提升，这也是母婴健康的保障。

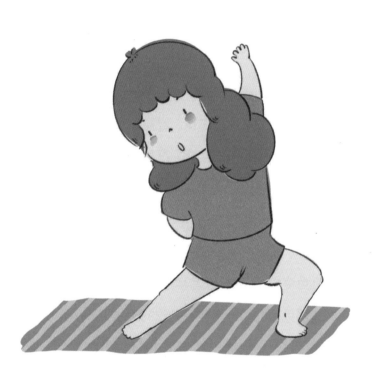

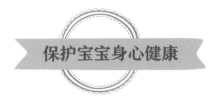

保护宝宝身心健康

孩子心情好，有利于提升免疫力

　　心情对免疫力来说很重要，婴儿出生后自我生存能力处于很低的水平，母亲的精心呵护不但有利于宝宝身体的生长、发育，而且有利于宝宝心理的健康发育。只有心理健康才有全面的免疫力提升。宝宝出生后对外界的刺激是很敏感的，母亲通过哺乳与宝宝亲密接触，会让宝宝产生安全感，让宝宝拥有良好的心情。良好的心情可以通过神经、内分泌系统调节免疫系统，有利于免疫力的提升，而婴幼儿在这方面和成人是一样的。在宝宝 0 ~ 3 岁的成长过程中，要特别注意让宝宝有好的心情，这样不但有利于免疫力的提升，而且有利于身心健康。宝宝在与各种各样的传染病斗争的过程中，好的心情永远是强大的力量。

　　心情好消化道才能分泌足够的消化液，使胃肠道的功能处于健康状态，从而有利于食物的消化和营养的吸收。总之，心情好了，免疫力才会强。

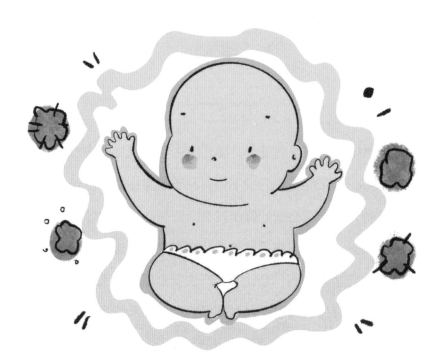

制定科学的免疫力提升方案

宝宝刚出生时免疫系统尚未发育成熟，随着年龄的增长，如何逐步提升宝宝的免疫力，家长要做到心中有数，适时针对需求调整方案。

首先，科学喂养是营养供应的保证，母乳喂养以及适时添加辅食可以保证宝宝免疫系统发育健全。有特殊需要时，要注意及时补充所需营养素。其次，疫苗接种是国家有计划的免疫程序，要注意按时接种疫苗，生活流动性大的宝宝要

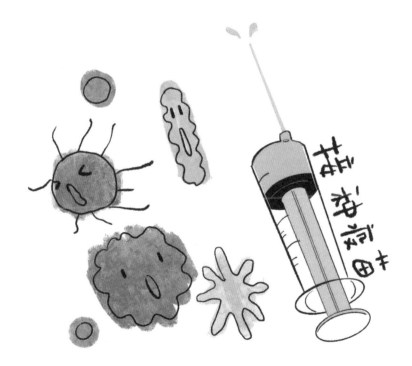

注意疫苗接种的连续性。国家安排的疫苗接种都是针对常见传染病的，全程疫苗接种对于孩子来说是预防常见传染病的有力措施。

免疫力的提升还需要孩子在与外界环境的接触过程中全面发展，孩子的免疫力是对外界各种致病微生物的抵抗能力、对环境的适应能力，也是调节体内生理平衡的能力。因此，要合理安排孩子的户外活动，让孩子充分接触自然环境中的各种微生物，这样不但可以提升孩子的免疫力，还可以降低过敏反应发生的概率。过度干净，不接"地气"不利于免疫力的提升。孩子在室外活动中可以得到足够的时间晒太阳，晒太阳是孩子获得维生素 D 的重要途径，维生素 D 可以增强免疫力。总结起来就是营养、疫苗接种和合理的室外活动这三个途径都是提升孩子免疫力的保证，需要合理安排。

合理添加辅食，提升宝宝免疫力

适时添加辅食有利于提升宝宝免疫力

婴幼儿母乳喂养6个月以后就应该适当添加辅食了，因为6个月以后母乳中的营养已经不能满足宝宝生长、发育的需求了。辅食的添加可以满足宝宝的能量需求和身体生长、发育所需的各种营养素。就免疫力来说，丰富的营养可以保证免疫系统的发育，婴幼儿的免疫系统是逐步发展、健全起来的，到15岁左右才能发育成熟。营养不良会影响宝宝免疫系统的发育，有碍免疫力的提升，容易患病。例如，缺钙的孩子不仅会影响骨骼的生长，免疫力也会降低，因为免疫细胞在抵抗外来入侵的致病菌、病毒时需要活化、分化，钙离子是重要的"信使"分子，缺钙可能导致免疫细胞活力下降。缺少维生素D不但不利于钙的吸收，也会影响免疫功能，因为维生素 D 是免疫功能的重要调节剂。缺铁会影响免疫细胞的分化、成熟，降低免疫力。缺铁严重时会导致缺铁性贫血，现在已经明确红细胞也是免疫细胞，缺铁性贫血会导致免疫力下降。只有及时、合理地添加辅食才能保证婴幼儿不断增长对营养的需求，有利于提升免疫力。

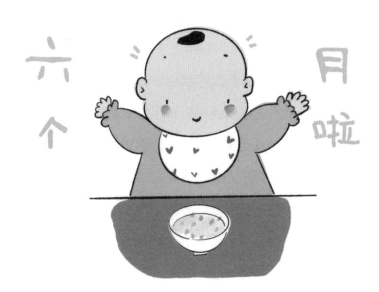

婴幼儿阶段的营养均衡很重要，宝宝 6 个月后除了继续母乳喂养外，辅食的添加要做到科学、合理。添加辅食要注意以下几点：

阶段性

不同年龄段的婴幼儿对营养的需求是不一样的，添加辅食要有阶段性。婴幼儿的辅食要制作得易消化，随着年龄增长逐渐接近成年人的饮食。添加辅食后还应继续做好母乳喂养，有条件的情况下，母乳喂养持续到两岁对于宝宝的生长、发育都是有益的。

数量与质量

辅食的摄入量因人而异，要注意宝宝的消化吸收情况，过多会使宝宝消化不良，过少则不能满足宝宝的需求。婴幼儿的消化系统没有发育成熟，辅食一定要选择容易消化吸收的食物。

钙

除母乳外，乳制品、海产品、豆类、鸡蛋都是含钙较多的食物。

铁

动物肝脏、鸡蛋、肉都是铁的重要来源。

锌

动物肝脏、肉、蛋、海产品含锌量较高。

维生素 A

维生素 A 只能从动物性食品中获得，如动物肝脏、乳类，绿色及黄色蔬菜、水果中的维生素 A，需要经体内代谢可以转化为维生素 A。

维生素 D

海鱼、动物肝脏、蛋黄、奶油中维生素 D 含量比较丰富。

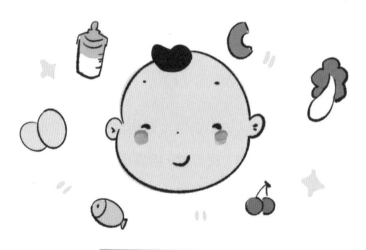

纠正不良的饮食习惯

要想宝宝免疫力高，好的饮食习惯是保障。好的饮食习惯可以保障营养的供给，不好的饮食习惯容易导致某些营养素的缺乏，从而影响宝宝的免疫力。注意纠正不良的饮食习惯，首先是不能偏食。

家长要注意培养宝宝对食物的兴趣，利用食物的颜色、口味吸引宝宝进食。进食时还要注意语言的引导，不能强迫进食，要让宝宝体会食物的味道，促进宝宝的食欲。

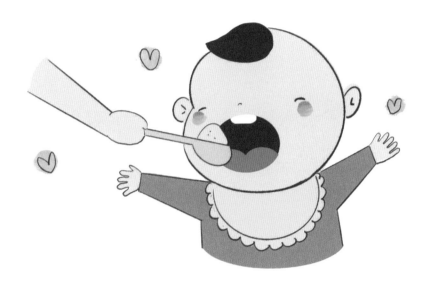

　　每天要定时进食，少吃零食。宝宝的胃肠道活动是有其生理规律的，工作完了也要休息。定时进食可以使宝宝体会饥饿感，促进食欲。还要培养宝宝自己吃饭的习惯，让孩子体会到吃饭的乐趣。不要催促、命令宝宝进食。

　　宝宝的饭量会有不同，不要担心宝宝吃得少影响生长、发育，要正确评估宝宝的饭量，饮食过量影响消化，反而容易导致宝宝不好好吃饭。

另外，宝宝的饮食一定要做到主食、副食合理搭配，还要注意荤素搭配，做到营养均衡。婴幼儿阶段所必需的营养素主要有蛋白质、脂肪、糖类、维生素、矿物质和水。好的饮食习惯才能保证这些营养素的供给。

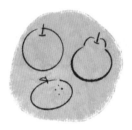

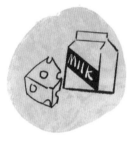

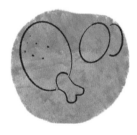

选对食物对提升宝宝免疫力至关重要

五谷杂粮类

现在主食吃得较多的是精加工的大米和白面，其他粮食习惯上称作杂粮。大米和白面在精细加工过程中会丢失一些营养素，如维生素、纤维素等。适当吃一些杂粮可以弥补细粮中损失的维生素和膳食纤维。像玉米和小米都含有较多的维生素，玉米中的维生素 E 含量丰富，小米中的 B 族维生素含量丰富。

杂粮还是人体获得微量元素的重要来源，像铁、钙和锌等，这些微量元素和人体的免疫功能关系密切。

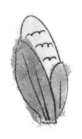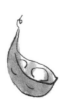

蔬菜类

　　要想宝宝免疫力高，充足的蔬菜很必要。蔬菜要注意多样性，不要过于单一。蔬菜是人体所需的维生素和矿物质的重要来源，深颜色的蔬菜维生素含量更高。人体所需的维生素 C 大约 90% 来自新鲜蔬菜，人体自身不能合成维生素 C。维生素 C 可以抵抗自由基对细胞的损害，从而提高免疫力。维生素 C 还可以促进抗体的生成，也可以促进铁的吸收和利用。维生素 C 在肠道中可以使三价铁转换为二价铁，二价铁容易被人体吸收，从而有利于预防缺铁性贫血的发生。缺铁以及缺铁性贫血都可以导致免疫力降低，缺铁即使没有到贫血的地步，免疫细胞的功能也会受到损伤。人体所需要的维生素 A 60% 以上来自蔬菜。蔬菜中的维生素 A 也就是类胡萝卜素，它在人体内可以转化成维生素 A。维生素 A 可以提高免疫细胞的功能，促进抗体的产生。

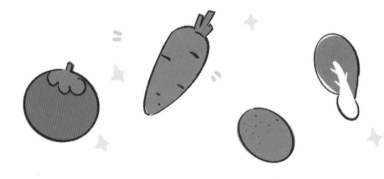

水果类

蔬菜和水果的营养成分是有差别的，不能互相代替。水果中有些营养素含量高于蔬菜，所以蔬菜不能代替水果。例如，水果中的有机酸含量高于蔬菜，有机酸可以刺激消化腺分泌消化液，对于婴幼儿对营养的吸收有促进作用，有利于婴幼儿营养均衡。有机酸还可以稳定维生素C，对于维生素C的吸收有利。

水果中的糖类比蔬菜中的糖容易消化、吸收，这对于消化功能尚不够健全的宝宝来说更有利于营养的吸收。

水果中的纤维素也比蔬菜中的纤维素更容易消化、吸收，这对于宝宝来说也是很有助于营养吸收的。总之，蔬菜和水果中的营养物质对于宝宝生长、发育很重要，这些营养物质也是提升免疫力必需的。

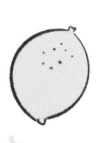
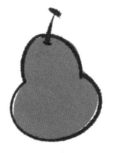

肉、蛋和奶类

　　肉、蛋和奶类食物都富含蛋白质，充足的蛋白质是保证婴幼儿免疫力提高的基础，缺乏蛋白质是导致免疫力降低的常见原因。人体的基本结构单元是细胞，而构成细胞的基本成分是蛋白质。免疫系统的组成包括免疫器官、免疫细胞和免疫分子。免疫器官是由免疫细胞构成的，缺乏蛋白质，免疫细胞的数量和质量就会下降，免疫器官的功能就会受影响。免疫分子主要是指抗体和各种与免疫力相关的细胞因子。抗体是大分子的蛋白质，它的构成原料是食物中的蛋白质提供的氨基酸，缺乏蛋白质可以导致抗体水平降低，从而影响免疫力。其他一些免疫相关的细胞因子也是由食物中蛋白质提供的氨基酸构成的，缺乏蛋白质也是免疫相关细胞因子水平降低的原因。肉、奶不但可以提供丰富的蛋白质，还可以提供人体必需的脂肪、多种维生素和矿物质。因此，婴幼儿在断奶后一定要注意肉、蛋和奶类食物的补充，才能维持好的免疫力。

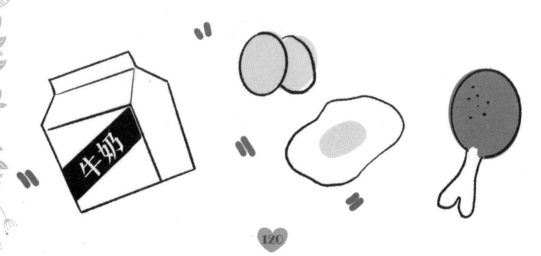

　　水产类食物主要是指各种鱼、虾以及水产植物。其中有海产品和淡水产品之分，就常吃的鱼类来说，海鱼与淡水鱼的营养成分区别不是很大。总的来说，这些食物富含优质蛋白和维生素，而且鱼类的蛋白质更容易消化、吸收，对于宝宝来说是蛋白质的良好来源。而且鱼类食物蛋白质中氨基酸的组成更接近人体蛋白质的组成。这些优质蛋白对于免疫细胞来说是十分宝贵的营养元素。

　　另外，水产品中维生素的含量也比较丰富，像维生素 B_2、烟酸、维生素 A 等。这些维生素对于免疫系统的功能来说是不可或缺的。由于鱼类产品容易变质，宝宝食用时要注意这些产品的新鲜程度。

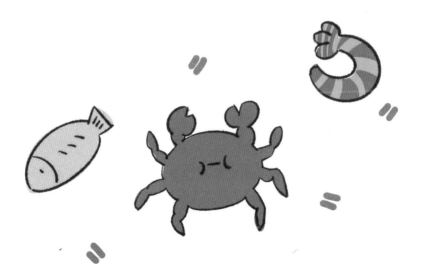

注重生活细节，全方位提升宝宝免疫力

有规律的生活习惯可以提升宝宝免疫力

有规律的生活习惯能提高宝宝的免疫力，因为人体的活动是有一定生物规律的，也称为"生物钟"。这种生物规律可以保证身体的各个器官有规律地运转，使人体不至于过度疲劳，而过度疲劳会降低人体的免疫力。宝宝的身体正处在快速生长、发育阶段，"生物钟"要逐渐养成，如按时睡觉、按时起床、适当的室外活动等都有利于养成好的生活习惯。

充足的睡眠对于宝宝来说尤为重要，生长激素主要是在睡眠时产生，生长激素不但可以促进宝宝身高的增长，而且对于宝宝免疫系统的发育也非常重要。宝宝的睡眠时间要比成人多得多，所以尽量要给宝宝创造一个独立、舒适的睡眠环境。

按时起床，早晨定时叫醒宝宝，使宝宝逐渐养成按时起床活动的习惯，这样有利于宝宝一天的活动与大自然的规律相适应。起床后适当的活动、有规律的进食可以保证营养的摄入，有利于宝宝身体生长发育，包括免疫系统的生长、发育。

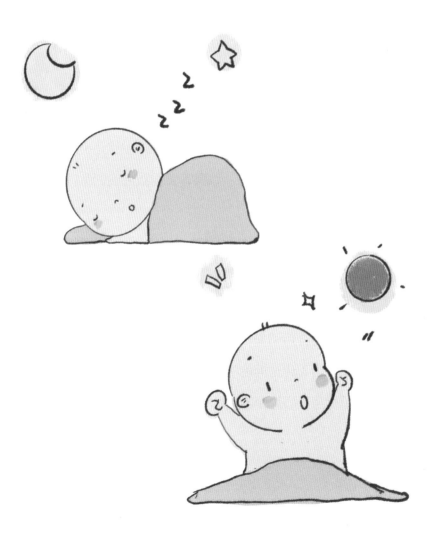

适当的室外活动有助于提升宝宝免疫力。室外活动可以调剂宝宝的情绪，还可以晒太阳，晒太阳是宝宝获得维生素 D 的好机会，而维生素 D 又是很重要的免疫调节剂，缺少维生素 D 不但影响宝宝骨骼的生长，而且会使免疫力降低。

好的情绪有助于提升宝宝免疫力

人的情绪与人体免疫力关系密切，宝宝虽然年龄小，但是情绪的好坏与免疫力的关系同样密切。从人体组织结构上来说，免疫系统和神经系统、内分泌系统构成一个网络，生理功能上相互调节、相互影响。好的情绪可以促进宝宝免疫功能的正常发挥，而坏的情绪如紧张、恐惧等会导致宝宝的免疫功能不能很好地发挥作用。

宝宝对于外界的刺激是非常敏感的，好的环境带给宝宝良好的刺激，好的情绪有助于提升免疫力。

父母的关爱对于宝宝来说十分重要，有利于宝宝情绪的稳定和愉悦。而稳定和愉悦的情绪是免疫力的促进剂和调节剂。父母不要因为工作忙而忽略了和宝宝的互动。我们现在说的身体健康包括身、心两个方面的健康，身心健康要从宝宝的养育开始抓起。

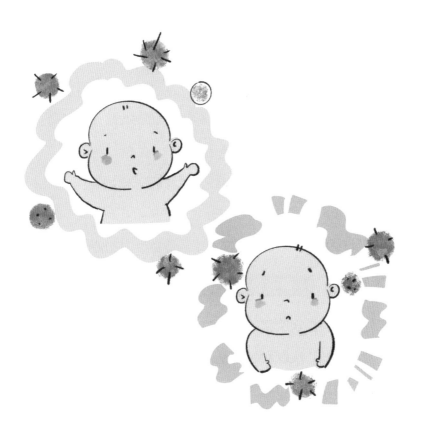

适量的运动有益于宝宝身体健康

6个月以下的宝宝可以由看护者给予被动运动，有利于全身的血液循环。除了肢体上的活动外，还可以晒太阳、呼吸新鲜空气。室外活动可以使宝宝接触各种微生物，环境中的各种微生物可以刺激宝宝的免疫系统，对提高宝宝免疫力很重要，宝宝的免疫力就是在与外界环境的接触中锻炼出来的。

人不是生活在真空之中，我们体内有很多有益的微生物，这些微生物构成了人体免疫系统的一部分，被称为"微生态系统"，人的微生态系统的逐步发展、完善就是在人与外界接触中完成的。

微生态系统不但可以抵御致病微生物的入侵，还可以给人体生产必要的营养物质。

适量活动还有利于食物的消化和营养物质的吸收，消化得好才能保证营养物质的充分吸收。

宝宝玩儿得高兴，心情愉悦，是提升免疫力的催化剂。

季节变化与宝宝免疫力

季节变化会影响宝宝的免疫力，外界温度不同对于皮肤、黏膜的刺激不同，皮肤和黏膜是人体抵抗外来致病微生物侵犯的第一道防线。寒冷可以使呼吸道黏膜免疫力降低，容易造成呼吸道病毒的感染。特别是流感病毒、普通感冒病毒，在寒冷

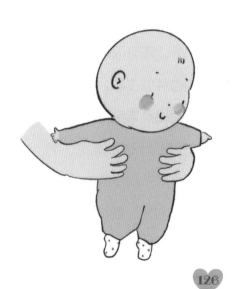

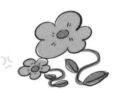

的条件下容易存活，所以一定要根据季节和温度的变化，及时给宝宝增减衣物。

寒冷、干燥还可以使皮肤的分泌物减少，皮肤的分泌物中有杀菌的物质，如溶菌酶。分泌物减少，皮肤的免疫力就会降低。

夏季潮湿、炎热，各种致病微生物容易繁殖，传播疾病的昆虫也大量繁殖，因此一些传染病容易在夏季流行，像病毒性肠炎、痢疾等。有些消化道的病毒感染还可以导致其他疾病，如柯萨奇病毒（一种肠道病毒）感染可以引起心肌炎。

夏季天气炎热，可能会影响宝宝的睡眠，睡眠不足可以使免疫力降低。因此，要注意宝宝的睡眠环境和睡眠时间。

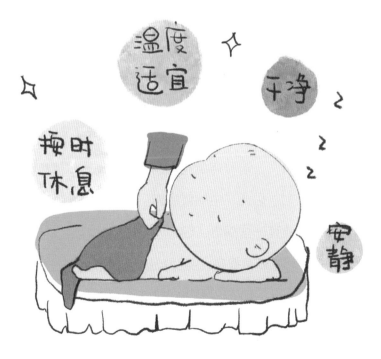

与宝宝免疫力相关的常见病

感冒

宝宝出生时可以从母体获得一些抵抗细菌、病毒的抗体，但是这些抗体半年后就会消失，因此，宝宝需要逐步建立起自己的免疫力。针对一些常见传染病的免疫力可以通过接种疫苗来获得，但是还有一些抗传染病的免疫力要靠与各种致病微生物的斗争中来获得。引起宝宝感冒的主要是病毒，其中有一种病毒叫"鼻病毒"，这种病毒有一百多个型别，不同型别之间没有交叉免疫力，因此，由感冒病毒引起的普通感冒可以多次发生。另外，还有一些病毒、细菌也可以引起感冒，因此，引起宝宝感冒的病原体有很多，也就是说宝宝可能会多次患感冒。感冒后病情的轻重、恢复得快慢都取决于免疫系统的功能状态。免疫系统功能好的宝宝感染后不一定发病，可能是隐性感染，而对于免疫系统功能不太好的宝宝来说就可能要发病。感冒后可以获得针对病原体的免疫力，因此，随着年龄的增长，感冒的次数就会逐渐减少。年龄较大的孩子还经常感冒就说明孩子的免疫系统发育不够好。

扁桃体炎

扁桃体炎多是由病毒感染引起的，也可以继发细菌感染，单纯由细菌感染引起的扁桃体炎大概占 15%。扁桃体是一个在口咽部抵抗呼吸道病毒、细菌感染的外周免疫器官，实际上呼吸道病毒侵入人体遇到的第一道防线就是扁桃体，扁桃体里有丰富的免疫细胞。如果宝宝的免疫力较好，多数情况下可以自愈。扁桃体反复发炎表明宝宝的免疫力比较低，需要采取相应措施来提升宝宝的免疫力。

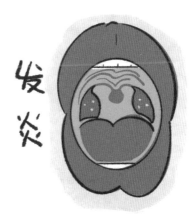

正常　　　发炎

①注意多晒太阳，晒太阳可以促进皮肤合成维生素 D，维生素 D 可以增强免疫力。

②注意增加室外活动，室外活动可以提高呼吸道黏膜的免疫力。

③注意饮食调理，增加一些含维生素 C 较多的蔬菜、水果。

④注意让宝宝有充足的睡眠。

腹泻

腹泻是宝宝的常见病，病因比较复杂。儿童腹泻除了感染性因素外，还有非感染性因素。感染性因素主要有各种消化道病毒和细菌感染，如轮状病毒、诺沃克病毒以及致病性大肠杆菌、空肠弯曲菌、金黄色葡萄球菌、白色念珠菌等。非感染性因素主要有过敏性肠炎、饮食不当等。感染性因素和过敏性因素都和宝宝的免疫功能有关，宝宝免疫系统发育尚不完善，免疫平衡能力较差，因此，提升免疫力，特别是肠道局部免疫力对于预防宝宝腹泻是根本措施。

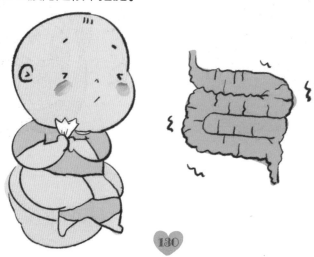

母乳喂养可以使宝宝获得肠道局部发挥免疫作用的抗体IgA，IgA 是在黏膜表面起保护作用的抗体，母乳中含量丰富。母乳中还含有比牛奶中更丰富的免疫活性物质，如乳铁蛋白。乳铁蛋白具有抗菌、抗病毒等多种免疫活性，因此母乳喂养对于预防宝宝腹泻有很重要的作用。

过敏性鼻炎

　　过敏性鼻炎的主要表现是鼻痒、打喷嚏、鼻塞、流鼻涕。过敏性鼻炎会影响宝宝的呼吸道通畅，使宝宝感到不舒服，可能影响宝宝的睡眠。 过敏性鼻炎的病因和遗传因素有一定关系，但在婴幼儿阶段，免疫系统发育不完善，免疫调节能力较差，即使轻微的刺激就可能发生。另外就是环境因素，花粉、室内尘螨、宠物皮屑、真菌释放物等是常见过敏原。婴幼儿居室、床上用品保持清洁可以降低过敏性鼻炎的发病率。

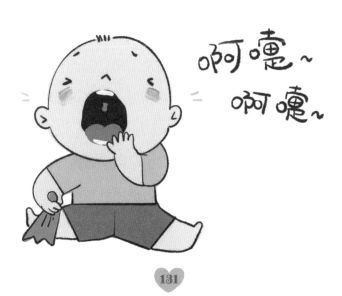

啊嚏~
啊嚏~

过敏性鼻炎有时和冷空气的刺激有一定关系，因此，宝宝由比较温暖的环境进入较冷的环境时要注意保暖。过敏性鼻炎的发生和鼻部的感染有一定关系，消除鼻部的慢性炎症有助于降低过敏性鼻炎的发生。做好鼻咽部的黏膜保护有助于预防过敏性鼻炎的发生，鼻咽部清洗、儿童专用的黏膜保护液的正确使用都是预防过敏性鼻炎的好办法。

湿疹

湿疹是宝宝常见的皮肤过敏性疾病，由于有比较剧烈的瘙痒感，对宝宝的生活影响较大。有时会急性、慢性交替出现，反复发作，给宝宝带来较大的痛苦。湿疹的病因比较复杂，宝宝身体内在因素主要是遗传因素和免疫功能不够完善，外在因素主要与食物和一些物理、化学因素的刺激有关。

牛奶中的过敏原是比较常见的引起湿疹的因素，因为牛奶和母乳在组成成分上有较大的区别，有些婴幼儿食用牛奶制品可能会引起湿疹。宝宝6个月后要添加辅食，鱼、虾、肉、蛋中的某些蛋白质也可能会诱发宝宝湿疹。因此，在添加辅食时要注意从少量开始，逐步增加食用量，这样可以诱导宝宝对食物中过敏原的"耐受"。

接触羊毛、化纤材料的衣物也可以引起湿疹，因此，婴幼儿应该尽量选择天然材料的衣物。使用刺激性较强的肥皂也是

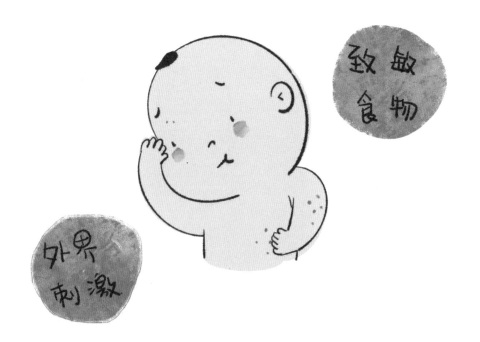

诱发湿疹的原因之一，婴幼儿肥皂应该尽量选择碱性较低的较为温和的产品。

　　婴幼儿免疫调节能力较弱是患湿疹的内因之一，因此，注意提升婴幼儿免疫调节能力有利于预防湿疹的发生。随着年龄的增长，宝宝免疫功能逐步完善，湿疹的发生率就会逐渐降低。

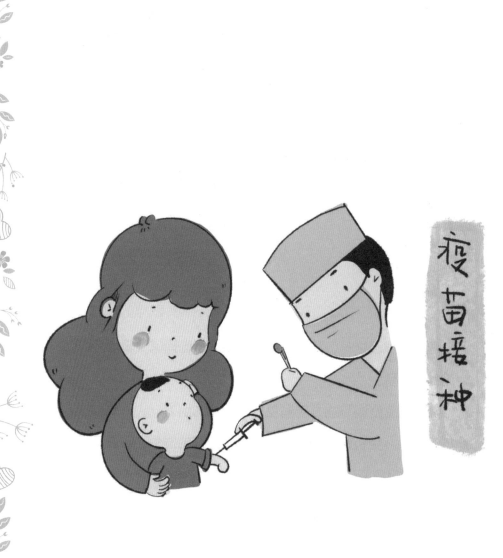

疫苗接种

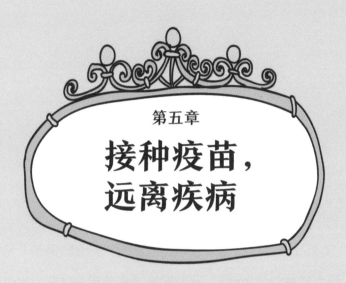

第五章

接种疫苗，
远离疾病

认识疫苗

什么是疫苗

疫苗是人类在和传染病斗争中发明、发展起来的"免除疫病"的一种有力"武器"，尽管成熟的疫苗出现才只有300年，但是人类发现和使用疫苗的历史却已达上千年。

现在医学界公认疫苗首先是由中医发明并使用的，这就是古代中医创造的预防天花的"人痘苗"，即将天花患者的痂粉吹入易感者鼻腔来预防天花，这就是世界上最早的疫苗——预防天花的"人痘苗"。这是古代医家通过对感染过天花的人康复后不再得天花现象的观察受到启发而发明的。据考证，"人痘苗"早在唐代开元年间（公元713-741年）就已出现了，至10世纪时已在民间广为流传，并逐渐传播到朝鲜、日本。

15世纪，"人痘苗"接种法传到了中东，当地人把鼻孔吹入法改良为皮内接种法，免疫效果更加显著和稳定。

　　1721年，英国驻土耳其大使夫人把这种接种法传入英国，并且很快传遍欧洲。后来英国的乡村医生琴纳（E. Jenner）从挤奶女工患牛痘（一种类似天花病毒的牛痘病毒引起的疾病）后不会患天花的现象中得到启示，于1796年成功地创制出"牛痘苗"并进行了第一次接种。这是世界上第一个研制成功并使用至今的疫苗，为人类最终战胜天花做出了不朽的贡献。后来随着科学技术的发展，相继发明了减毒活疫苗、灭活疫苗、基因工程疫苗等。

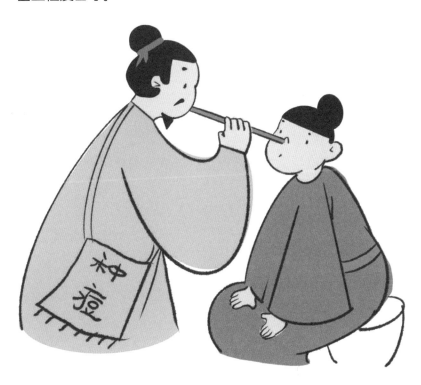

疫苗的种类

疫苗根据制备方法的不同，可以分为减毒活疫苗、灭活疫苗、核酸疫苗和基因工程疫苗等。

减毒活疫苗是将病原微生物通过人工培养的方法使其失去致病性，保留其繁殖能力以有力地刺激人体产生免疫力而制备的疫苗，如卡介苗、口服脊髓灰质炎疫苗等。

灭活疫苗是将病原微生物的培养物经化学或物理方法处理，使之完全丧失繁殖能力和致病力，但仍保留刺激免疫系统产生免疫力的能力而制备的疫苗，如甲肝疫苗、百日咳疫苗等。灭活疫苗比减毒活疫苗安全性高，但免疫效果不如减毒活疫苗。

核酸疫苗是用病毒核酸制备的疫苗。这种疫苗的本质是用病毒的基因物质做疫苗，让病毒的基因在体内产生病毒蛋白，病毒蛋白再刺激免疫系统产生针对该病毒的免疫力。

基因工程疫苗是新型疫苗，是利用基因工程技术生产的微生物蛋白质疫苗，如乙肝疫苗、腺病毒载体疫苗等。

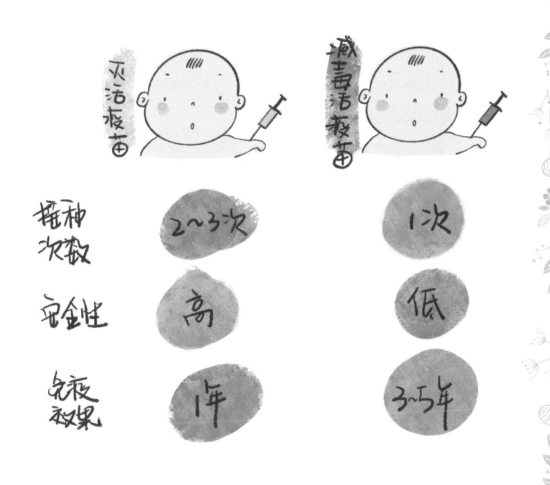

灭活疫苗　　　　　　　　减毒活疫苗

接种
次数　　　2~3次　　　　　　1次

安全性　　　高　　　　　　　低

免疫
效果　　　1年　　　　　　　3~5年

计划内疫苗与计划外疫苗

在计划免疫实施过程中，计划内疫苗是指国家免费提供的疫苗，易感人群应当依照政府的规定进行接种，如乙肝疫苗、卡介苗、脊髓灰质炎疫苗、百白破疫苗、白破疫苗、麻风疫苗、A 群流脑多糖疫苗、乙脑减毒活疫苗、麻腮风疫苗、A 群 C 群流脑多糖疫苗、甲肝疫苗等。

计划外疫苗是指自愿且自费接种的疫苗，主要有流行性感冒疫苗、水痘疫苗、B 型流感嗜血杆菌疫苗、轮状病毒疫苗、肺炎疫苗、狂犬病疫苗等。

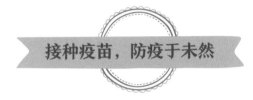

接种疫苗，防疫于未然

疫苗的发展历史

现在，人们都知道疫苗接种是人类预防各种传染病的主要方法之一，300多年来，人类继牛痘苗的发明和推广后，还相继发明了包括脊髓灰质炎疫苗、麻疹疫苗、鼠疫疫苗、伤寒疫苗等30多种疫苗，为人类战胜传染病提供了有力武器。时至今日，我们在与各种各样的旧有的传染病以及新出现的传染病的斗争当中，疫苗的接种仍然是一项最有效的预防措施。

疫苗与免疫力

我们知道人患过某种传染病后可以产生免疫力，疫苗就是模拟病原体的感染，刺激人体产生免疫力而又不至于使人患病，从而预防相应的传染病。但是疫苗并不一定完全像实际感染某种疾病一样有效地刺激人体产生免疫力，因此，疫苗接种的效果与疫苗的种类、接种方法以及人体的健康状态有密切的关系。有的疫苗接种一次即可，但多数疫苗需要接种一次以上，称之为"加强免疫"。

另外，有的病原体还会自然发生变异，导致原来的疫苗接种产生的免疫力失效，所以，需要针对病原体的变异不断研制新的疫苗。例如，流感病毒就是一种容易发生变异的病毒，我们每年接种的流感疫苗都是针对其变异情况制备的新疫苗。

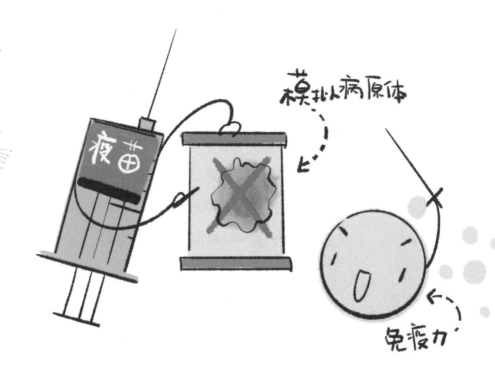

儿童的计划免疫与预防接种

预防接种就是通过接种疫苗来预防儿童患传染病。为了让儿童出生后获得针对常见传染病的免疫力，国家制定了计划免疫制度，有计划地对儿童实行预防接种。除了因特殊原因不能进行疫苗接种的宝宝，都要随着年龄的增长有计划地接种疫苗，以便使宝宝获得系统的免疫力。国家的妇幼保健机构负责预防接种的实施，家长或监护人要积极配合当地妇幼保健机构的预防接种工作，以防漏种。家长或监护人要保存好预防接种证书，以备查验，宝宝居住地迁移时要及时与所在地妇幼保健机构取得联系，以便及时进行预防接种。用于预防接种的疫苗必须符合国家质量标准，同时要进行符合要求的冷链储存与运输。

为什么有的疫苗需要多次接种

疫苗接种有初次免疫与再次免疫之分，根据人体免疫应答反应的发生规律，初次免疫时产生的抗体水平比较低，维持的时间比较短。因此，为了获得更好的免疫效果，一般在进行预防接种时要进行两次或者三次。第二次、第三次接种我们称之为加强免疫，加强免疫可以使人体产生的抗体水平更高、持续时间更长。经过加强免疫后才能说进行了"全程免疫"。

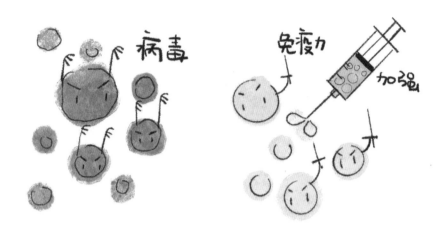

病毒变异与疫苗接种

对于比较稳定而不易发生变异的病毒，疫苗使用的时间也就比较长。而有些病毒容易发生变异，像流感病毒，小的变异就可以使原来的疫苗预防效果降低，大的变异可以导致原来的疫苗完全失去预防作用。因此，像流感疫苗每年都要根据病毒变异情况制备针对新的病毒变异株或者变种的疫苗，这样才能使预防接种取得更好的效果。

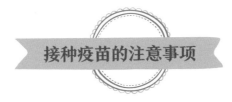

接种疫苗的注意事项

疫苗接种与身体健康状况

疫苗的效果主要取决于疫苗本身的性质及其与人体的相互作用，遗传背景不同的人对于疫苗的应答能力也不同，所以每个人对同一种疫苗的反应也不尽相同，同时年龄、性别与健康状态也对疫苗接种的效果产生影响。因此，接种疫苗前要请医生对自身健康状况进行一个评估。要保证身体没有疫苗接种的禁忌证，比如发热、过敏以及严重危害健康的其他疾病。另外，婴幼儿要注意按照计划免疫程序接种疫苗。

接种疫苗的常见不良反应

疫苗接种可以引起保护性免疫应答反应，使人体产生免疫力。但同时也可能产生一些不良反应，这些不良反应的严重程度因人而异，在疫苗的生产和安全性评价过程中都会控制在允许的安全范围内，但个别人会因遗传背景、体质状态等因素而发生较为严重的反应，因此，疫苗接种一定要在正规的医疗机构、按正规程序进行。只有正确地认识和使用疫苗，才能使预防接种取得最佳效果，最有效地保护人体健康，减少疾病的发生。

发热

目前，儿童应用的疫苗有的是减毒活疫苗，这些疫苗是病原体经过适当处理后制成的，减毒的病原体进入人体后要繁殖，因此引起轻度发热是允许的，但不会致病。轻微的发热（低于38.5℃）是比较常见的不良反应，属于安全范围内，一般不需要特别处理。发热一般在疫苗接种后1~2天出现，注意休息，做好护理即可。当体温超过38.5℃时，可以在医生的指导下服用退热药。无须服用抗生素、输液等治疗，应该注意多喝水，保证液体的供给。对于情绪不稳定的儿童要注意陪护与安抚，以保证疫苗接种的效果。

接种部位的炎症反应

注射的疫苗一般是采用皮下或者肌内注射的方法接种的，有时注射局部会出现炎症反应，表现为红肿或者硬结，这种反应有的是属于允许的不良反应，有的是疫苗发挥作用必要的免疫应答反应（如卡介苗接种的局部反应）。对于红肿和硬结<15毫米的一般不需做处理，2~3天后可以自行消退。15~30

毫米的红肿可以冷敷、硬结可以热敷。红肿和硬结大于 30 毫米时应就医处理。

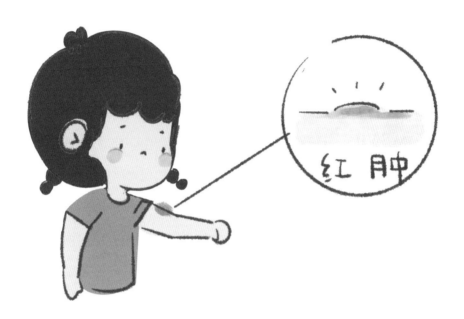

红肿

过敏反应

个别人可能会出现过敏反应，甚至发生过敏性休克，这主要是由个人体质不同造成的。这种过敏反应又称为速发型过敏反应，一般在接种疫苗后 30 分钟内出现。因此，接种疫苗后要求受接种者在接种场地休息 30 分钟，观察有没有过敏反应发生。如果发生了比较严重的过敏反应，接种现场医生可以根据防治要求进行紧急处理，以防发生严重后果。

按计划全程接种疫苗

疫苗接种已经成为人类预防传染病的主要手段，人类通过接种疫苗已经消灭了天花病，许多严重的传染病如脊髓灰质炎（小儿麻痹症）、麻疹、鼠疫等已经得到了很好的控制，发病率大大降低。虽然人类已经摆脱了一些严重传染病的威胁，但从近年来一些传染病的流行趋势来看，人类同传染病的斗争将是一项长期的任务。一方面，原有的一些传染病并没有被彻底消灭，有的还出现了反弹的现象。另一方面，由于病原体的变异，还会出现新的传染病，因此，我们千万不能放松对传染病的防控。

为什么有了有效的疫苗，一些传染病还没有被消灭呢？其中一个重要的原因是一些婴幼儿未能按照计划免疫程序接种疫苗。随着社会的发展，流动人口的增加导致有些婴幼儿未能实现全程免疫接种。例如，预防婴幼儿麻疹的根本措施是按计划免疫要求接种麻疹疫苗，但是流动人口中出现了漏种现象，导致低龄儿童麻疹患病的反弹。因此，要想做到全面提升婴幼儿对常见传染病的免疫力，一定要实施全程计划免疫。

国家法定婴幼儿要进行的免疫接种疫苗见下表。

可预防疾病	疫苗种类	接种途径	剂量	英文缩写	出生时	1月	2月	3月	4月	5月	6月	8月	9月	18月	2岁	3岁	4岁	5岁	6岁
乙型病毒性肝炎	乙肝疫苗	肌内注射	10或20μg	HepB	1	2					3								
结核病[1]	卡介苗	皮内注射	0.1ml	BCG	1														
脊髓灰质炎	脊灰灭活疫苗	肌内注射	0.5ml	IPV			1	2											
	脊灰减毒活疫苗	口服	1粒或2滴	bOPV					3								4		
百日咳、白喉、破伤风	百白破疫苗	肌内注射	0.5ml	DTaP				1	2	3				4					
	白破疫苗	肌内注射	0.5ml	DT															5
麻疹、风疹、流行性腮腺炎	麻腮风疫苗	皮下注射	0.5ml	MMR								1		2					
流行性乙型脑炎[2]	乙脑减毒活疫苗	皮下注射	0.5ml	JE-L								1			2				
	乙脑灭活疫苗	肌内注射	0.5ml	JE-I								1, 2			3				4
流行性脑脊髓膜炎	A群流脑多糖疫苗	皮下注射	0.5ml	MPSV-A							1		2						
	A群C群流脑多糖疫苗	皮下注射	0.5ml	MPSV-AC												3			4
甲型病毒性肝炎[3]	甲肝减毒活疫苗	皮下注射	0.5或1.0ml	HepA-L										1					
	甲肝灭活疫苗	肌内注射	0.5ml	HepA-I										1	2				

注：1. 主要指结核性脑膜炎、粟粒性肺结核等。
2. 选择乙脑减毒活疫苗接种时，采用两剂次接种程序。选择乙脑灭活疫苗接种时，采用四剂次接种程序；乙脑灭活疫苗第1、2剂间隔7~10天。
3. 选择甲肝减毒活疫苗接种时，采用一剂次接种程序。选择甲肝灭活疫苗接种时，采用两剂次接种程序。

来源：国家卫健委

除了计划免疫需要接种的疫苗以外，我们还可能由于特殊的需要而自己选择使用一些疫苗，如狂犬病疫苗、流行性感冒疫苗、肺炎疫苗、水痘疫苗、口服轮状病毒疫苗、麻疹－风疹－腮腺炎三联疫苗（MMR）和 B 型流感嗜血杆菌疫苗等。在此进行简要的介绍，以供读者参考。

狂犬病疫苗

用于预防狂犬病。适用于任何被狗、猫等哺乳动物咬伤或抓伤者。每人注射五针，分别在动物咬伤或抓伤的当天、第 3 天、第 7 天、第 14 天和第 30 天，严重咬伤者，可根据实际情况联合使用抗狂犬病血清。注射后局部会出现轻微反应，如发红或轻度硬结，极少见发热反应。有人认为，接种过程中应忌油、可乐、咖啡、浓茶、刺激性食物、类固醇和免疫抑制剂，以免导致接种失败，应该明确的是，免疫效果主要是由疫苗的剂量、质量和接种方法决定，但是机体的免疫状态也是一个非常关键的因素，直接影响免疫系统功能的制剂，如类固醇等免疫抑制剂，确实应当慎用。

流感疫苗

用于预防流行性感冒。适用于任何可能感染流感病毒的健康人，每年在高发季节前接种 1 次，接种疫苗后 10~15 天可产生抗体，1 个月时抗体达到高峰，免疫力可持续 1 年。接种后无局部及全身不良反应。

肺炎疫苗

主要预防肺炎球菌引起的肺炎。适用于 2 周岁以上的易感者，一年四季均可接种。接种后无局部及全身不良反应，免疫保护期可达 5 年，和流感疫苗联合使用可增强免疫效果。

水痘疫苗

用于预防水痘。适用于 1 周岁以上的儿童，建议在流行季节前接种，接种后无局部及全身不良反应，免疫保护期可达 5 年以上。

口服轮状病毒疫苗

用于预防轮状病毒引起的婴幼儿腹泻，口服，一般无不良反应，偶有低热、呕吐、腹泻等轻微症状，皆为一过性，2~3 天后即可减轻或消除，3 周岁以下儿童每年口服 1 次，3 周岁以上儿童只需口服 1 次。

B 型流感嗜血杆菌疫苗

用于预防 B 型流感嗜血杆菌引起的侵袭性感染（脑膜炎、肺炎、败血症、蜂窝织炎、关节炎、会厌炎等）。适用于 5 周岁以下的儿童，接种后局部和全身反应轻微，大多数人在接种后 48 小时内缓解。

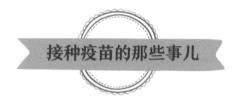

接种疫苗的那些事儿

接种疫苗的注意事项

疫苗本质上也是一种抗原，有很多种因素可以影响机体对疫苗免疫应答的类型及强度，但主要取决于疫苗本身的性质及其与机体的相互作用。影响疫苗免疫应答的因素主要包括疫苗的抗原性质、宿主的免疫状态和疫苗进入机体的途径三个方面。传统疫苗一般分子量大、成分与结构复杂、与人体的同源性差并且多为颗粒性抗原，免疫原性较好。而某些新型疫苗（如合成肽疫苗）的免疫原性较差，往往需要同时使用佐剂。如果使用佐剂，疫苗的用量也可以减少，从而节约成本。接种疫苗，个体的遗传背景不同对于疫苗的应答能力也不同，所以每个人对同一种疫苗的反应也不尽相同，同时接种者的年龄、性别与健康状态也对疫苗接种的效果产生影响。一般情况下，青壮年个体比幼年和老年个体对疫苗的免疫应答强；怀孕个体的应答能力受到显著抑制，感染或免疫抑制剂也都能干扰和抑制免疫系统对疫苗的应答反应，因此怀孕、感染或使用免疫抑制剂的时候不宜进行疫苗接种。疫苗进入机体的剂量、途径、两次免疫的时间间隔、免疫次数以及免疫佐剂的应用和佐剂类型等都明显影响机体对其的应答反应。一般来说，疫苗剂量要适中，太低和太高都易诱导免疫耐受；免疫途径以皮内免疫最佳，皮下免疫次之，腹腔注射和静脉注射效果差，口服易诱导耐受；注射间隔时间要适当，次数不要太频繁。

接种疫苗不是万能的

自从 1796 年牛痘疫苗首次被应用于预防天花以来，疫苗接种已经成为人类预防传染病的主要手段，许多严重的传染病如天花、鼠疫和脊髓灰质炎等均得到了很好的控制，甚至被人类消灭。

在我国，传染病已经从前十位的人类主要死亡原因中消失了，相应地我国人口的平均寿命已经从 1949 年的 49 岁提高到了 2006 年的 72 岁（据世界卫生组织《2006 年世界卫生报告》）。2006 年，我国共报告甲、乙类传染病总发病率 266.83/10 万，死亡率 0.81/10 万，病死率 0.30%。人类似乎已经摆脱了传染病的威胁，但目前来看这种胜利还只是有限和暂时性的。发明疫苗接种后，人类在对传染病的控制斗争中取得了巨大胜利，然而对于无法采用疫苗控制或疫苗控制效果不好的传染病，人类却缺少很好的解决方法。

例如，在我国传染病中病死率居前 5 位的疾病依次为狂犬病、人禽流感、艾滋病、新生儿破伤风和流脑，其中狂犬病、人禽流感和艾滋病的疫苗研究或使用均存在着不同程度的困难或问题。

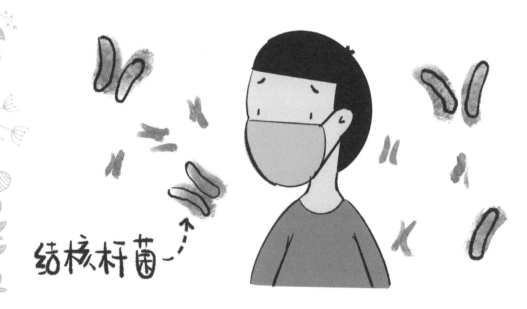

结核杆菌

在所有传染病中，结核病的发病率和死亡率都很高，结核病是由结核杆菌感染引起的慢性传染病。结核杆菌可能侵入人体全身各器官，但主要侵犯肺脏，称为肺结核病。结核病又被称为痨病和"白色瘟疫"，是一种古老的传染病。结核病曾在全世界广泛流行，是危害人类的主要杀手之一，夺去了数亿人的生命。1928 年，卡介疫苗被用于大规模的计划免疫注射，随后又不断发现有效的抗结核药物，使结核病的流行得到了一定的控制。但是，近年来，由于不少国家对结核病的忽视，减少了财政投入、人口的增长、流动人口的增加和艾滋病的传播，以及结核杆菌抗原变异和耐药性的产生，产生了卡介疫苗预防无效及高度耐药的结核病，使结核病的流行在一些国家和地区有所回升。

其实，在疫苗的使用过程中，人们也遇到了很多新的问题。到 20 世纪 90 年代末，全世界已有 80% 的儿童可以接种六种传染性疾病（白喉、百日咳、脊髓灰质炎、麻疹、破伤风、肺结核）的疫苗，但仍有 20% 的儿童无法接种这 6 种疫苗，导致每年有 200 万儿童死亡。这种现象不仅对偏远及贫困等缺医少药地区是一种威胁，而且对整个世界也是一种挑战。当有自然灾害造成环境恶化时，甚至已经绝迹多年的传染性疾病也会卷土重来，加之国际旅游及商贸的发展，传染性疾病就像一颗定时炸弹，随时都有爆炸的可能。

例如，麻疹是一种由麻疹病毒引起的呼吸道传染病，其发病高峰时间由每年的 1 月开始，可延续至 6 月，一般是在每年的 5 月达到最高峰。麻疹好发于 2 岁以下婴幼儿，营养不良及体质虚弱的婴幼儿患病率高，可占到全部病例的 75% 以上。麻疹病毒通过飞沫传播，且传染性较强，一旦感染，应及时医治并隔离。被传染后大概有 10 天的潜伏期，之后就出现高热等症状。但是只要得到及时治疗一般没有生命危险。不过，也有个别患者可能会并发肺炎、心肌炎和脑炎，甚至因此而死亡。

春季是麻疹的高发期，随着麻疹疫苗的普遍接种，20 年来麻疹的患病率显著下降。但不可忽视的是，由于流动人口的增加，一些婴幼儿未能按照国家免疫规划接种麻疹疫苗，在这部分婴幼儿中麻疹的患病率又有上升趋势，成为麻疹高发的主要群体，尤以 6~9 个月的婴儿为主，约占婴幼儿麻疹患病总数的 65%。这是因为绝大多数怀孕母亲已通过人工免疫获得对麻疹的免疫力，这种免疫力可通过血清抗体传递给胎儿，使得刚出生的婴儿对麻疹具有相应的免疫力，在出生后的 6 个月内极少罹患麻疹。但在出生后的 6~9 个月，婴儿从母体获得的麻疹抗体消耗殆尽，出现一个麻疹抗体的低谷期，此时的婴儿极易受到传染而罹患麻疹。6~9 个月的婴儿，一旦出现发热、上呼吸道炎、口腔麻疹黏膜斑和全身斑丘疹等特征性表现，就要考虑感染了麻疹，做好隔离并予以诊治。预防婴幼儿麻疹的根本措施是适时按计划接种麻疹疫苗，特别是流动人口要避免漏种。近年来低龄儿童，特别是婴幼儿成为麻疹高发人群，这主要是因为大量流动人口进城前未接种过疫苗，导致其子女患麻疹风险增大。因此，来自偏远地区的人员及其子女应该进行麻疹疫苗等各种疫苗的补种。

对于麻疹应该高度警惕，对于其他可以用疫苗进行控制的传染病如结核病、白喉、流脑和流行性出血热等也要重视，对于易感人群应该及时进行紧急的补充接种，以降低暴发这些传染病的风险。

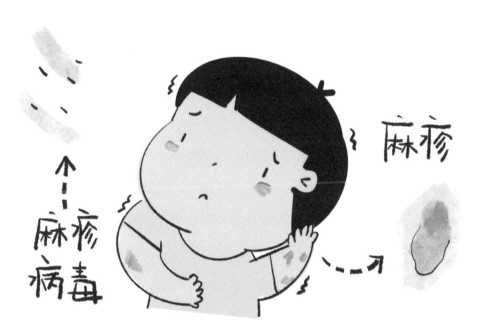

儿童在什么情况下不能接种疫苗

为了获得良好的免疫效果，同时也是为了接种疫苗者的安全，尽量降低疫苗接种可能出现的不良反应，儿童在接种疫苗时一定要评估当时的健康状况。以下情况要暂缓或者免除接种疫苗：

①发热，体温超过 37.5℃时不能接种疫苗，应该查明病因，待康复后再接种疫苗。

②免疫缺陷、严重过敏体质的儿童不能接种疫苗。某些慢性病如癫痫、慢性肾炎、先天性心脏病、神经系统发育障碍者要经过医生评估选择性接种疫苗。

疫苗接种的误区

接种疫苗有不良反应，影响健康

疫苗的研制、生产都是按照药品生产的安全要求进行的，要做到保证安全、有效。每一种疫苗都是经过严格、规范的科学评价，由权威机构批准后才投入使用的。接种疫苗后出现的不良反应的发生率、严重程度都要控制在允许的范围之内，不能影响接种者的健康。另外，我国目前给儿童接种的疫苗每年都会进行应用后的观察，要保证其安全、有效。因此，家长不用担心接种疫苗会影响儿童的健康。个别儿童身体有一些具体问题，医生也会进行健康状况评估，以便权衡利弊，不至于给儿童的健康造成影响。

母乳喂养期间不用接种疫苗

　　母乳喂养可以为宝宝提供一些抗体，提高宝宝的免疫力。但是母乳中的抗体不能有效地、有针对性地预防婴幼儿常见的严重传染病。因为母亲虽然小时候接种过相应的疫苗，但是母亲体内的抗体水平已经很低了，通过母乳排出的量更少。母亲的免疫力主要靠的是"免疫记忆"，也就是说，母亲自身在感染时产生抗体的能力可以被唤醒，迅速做出应答反应。另外，母乳中的抗体主要是在胃肠道局部发挥作用，这些抗体会很快消失，不能为宝宝提供持久的免疫力。宝宝要获得持久的免疫力，还要自己通过接种疫苗，产生免疫应答反应并获得免疫记忆，这样才能建立起属于自己的免疫力。

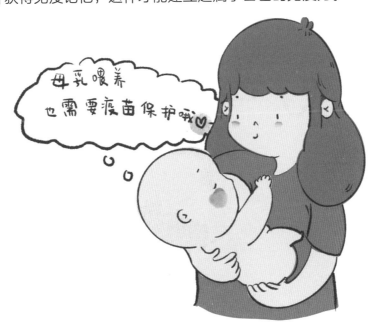

有人接种后仍然得病，说明疫苗无效

疫苗接种的本质是在保证安全的前提下，模拟病原体感染来刺激人体的免疫系统，使人获得免疫力。任何一种疫苗都不可能做到百分之百地产生有效的免疫力，其保护率是符合国家规定的标准，也就是说，绝大多数的人可以获得避免患病的免疫力。

有一些人由于自身的原因，接种疫苗后产生保护性抗体的水平达不到要求的标准，但是这些人在接触真正的病原体发生感染时，其发病的严重程度可能会轻些，有利于健康的恢复。

现在国家计划免疫的疫苗应用实践证明，绝大多数传染病得到了有效控制，因此，积极接种疫苗对于保护宝宝的健康和生命安全是必要的。

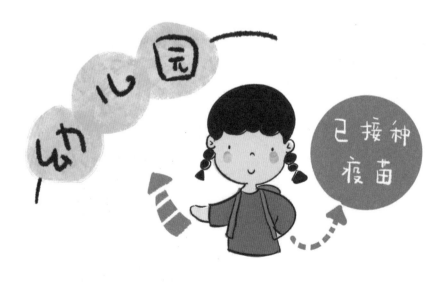

有的传染病的发病率已经很低了，就不用接种疫苗了

　　由于我们国家计划免疫工作的实施，有些过去严重危害儿童健康的传染病的发病率已经大大降低，可以说得到了有效的控制。有人就认为，这种情况下就没必要接种疫苗了。这种想法是不正确的，首先，发病率降低了不等于完全消失了，一旦放松预防措施，传染病可能还会卷土重来，这对整个人群健康是个威胁。其次，随着社会的发展，人们的生活范围日益扩大，流动性加大，儿童很可能由家长带往发病率较高的地区，没有接种相关疫苗的儿童将处于患病的危险之中，所以，进行全程的免疫接种是必要的。比如我国已成为无本土脊髓灰质炎国家，但是这种传染病在有的国家发病率依然较高，由于国际间的交

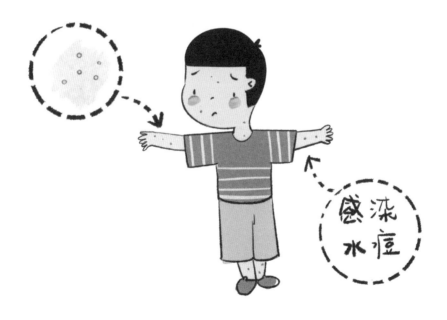

感染
水痘

往，危险依然存在，所以国家每年仍然要对脊髓灰质炎（小儿麻痹症）进行预防接种。家长一定要提高认识，积极给孩子进行预防接种。

计划外的疫苗没必要接种

计划免疫接种的疫苗针对的是普遍流行、传染性强、病死率高的传染病，这些传染病容易给整个人群造成严重危害，而且是人人都有被感染的可能，因此需要普遍接种疫苗，实施中带有一定的"强制性"，如果不接种，儿童进入社会有些活动可能会受到限制，比如进入幼儿园。

计划外的疫苗针对的是一些患病后预后较好的传染病，比如水痘。还有不是人人都可能被感染的传染病，比如狂犬病。另外，有的是属于地方性流行的传染病，比如流行性出血热。预防这些传染病的疫苗家长可以根据自己孩子所处环境进行选择，必要性因人而异。

有的传染病像水痘，虽然患病后可以自然痊愈，预后良好，但是病毒可以造成潜伏感染，以后容易患带状疱疹。还有就是感染了水痘病毒，可能会导致生殖系统的感染，成人后影响生育能力。所以，计划外的疫苗预防接种也是有必要的。

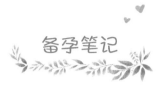

备孕笔记

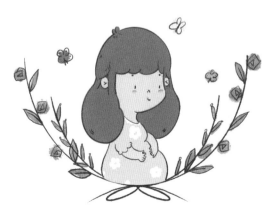

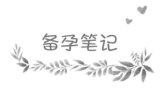

备孕笔记

_____

_____

_____

_____

_____

_____

_____

_____

_____

_____

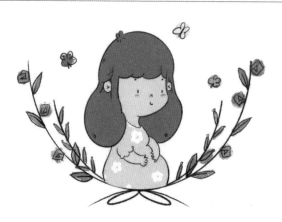